イシハラクリニック院長／医学博士
石原結實

なぜか免疫力が高い人の生活習慣

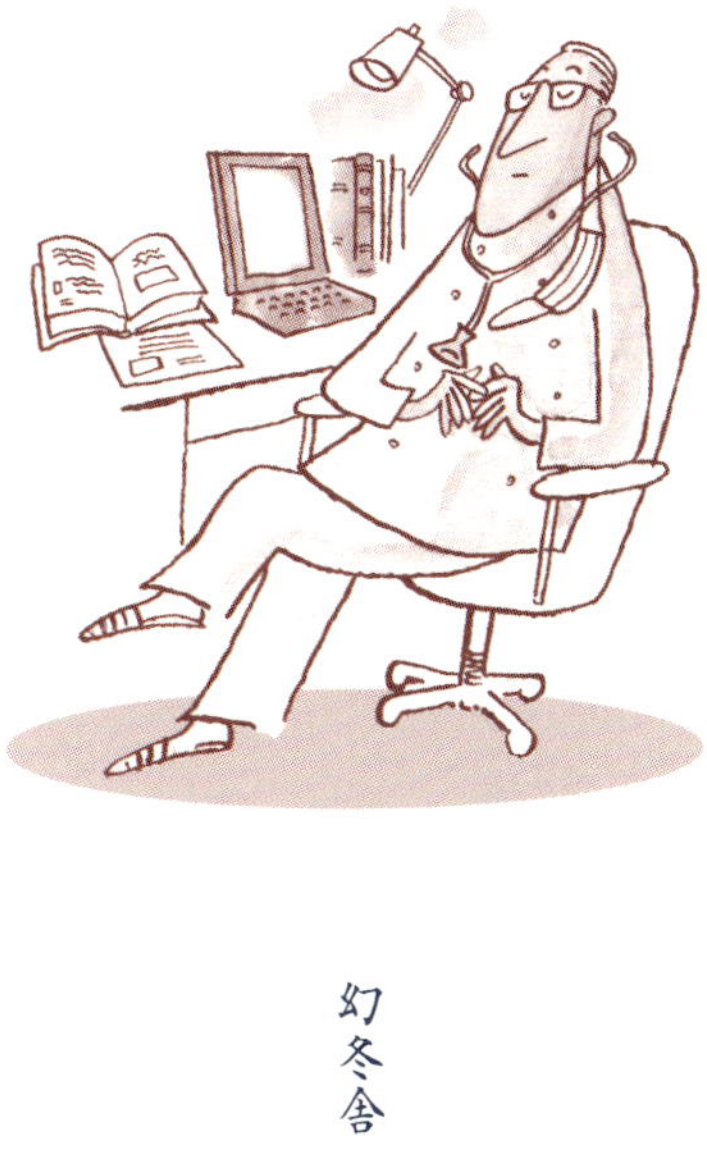

幻冬舎

はじめに

新型コロナウイルスの蔓延により、多くの方が免疫力を高めるということに、注目するようになりました。免疫力を高めると一言でいっても、普段の生活で何に気をつければいいのか、疑問に思われるでしょう。そのための方法はまさに生活習慣の中にあります。睡眠、食事、運動など、健康によいとされていることの中で、特に知っておくべきと思われることを、まずはお伝えしたいと思います。

日頃、実際に患者さんを診療していて不思議に思うことがあります。「鯨飲馬食《げいいんばしょく》」という言葉そのものに、アルコールや水分を浴びるように飲み、食べすぎると生活習慣病の原因とされる肉や卵や乳製品を、よくかまないで貪《むさぼ》り食い、しかも、健康によいとされる適度な運動など全くせず、それにもかかわらず結構元気で、血液検査をしても、ほとんど何の異常値もない、という人がいらっしゃいます。

逆に、早寝早起きを励行し、毎日ウォーキングやジムでの運動に汗を流し、しかも、野菜や果物をはじめ、すべて口にする食物は有機農法で育てたものや無添加食品という徹底した「健康おたく」でありながら、ある日突然、脳卒中で倒れたり、ガンを患ったりする人もいらっしゃいます。

一般の医学常識では一見クリアーに説明できなくても、またご本人自身が気づいてなくても、健康な人には知らず知らずのうちに、「免疫力を高める生活習慣」が身についているのでしょう。

「免疫」とは、文字通り「疫＝病気を免がれる」の意味で、医学的には、「白血球を中心とする病気の防衛システム」を言いますが、広義には、だ液や痰《たん》などの分泌液の殺菌作用、はては、髪の毛や皮ふの如く、体を物理的に守ってくれているものまでを含んでいます。

さて、本文中には、健康や長寿を保っている方々の症例をたくさん掲載しましたが、ほとんどの方々が、無理に何らかの健康法を実践されているのではなく、自然に生活の一部に取り入れているものが、結果的に免疫力を高め、健康・長寿につながっている、ということがわかります。

つまり、本能に根ざした行為・行動であるわけです。

患者さんや友人・知人から、種々の健康食品やサプリメント、または健康器具のパンフレットを見せられながら、「先生、これは、健康によい（体に効く）でしょうか」というような質問をよく受けます。その時の私の答えは、「私にはわかりません。そうしたものを今まで知らなかったし、研究もしたことがありませんから。ただし、自分が実際に試してみられて、

①大便の出がよくなる

②小便の出が多くなる

③体が温まる

④何となく気分がよい

という４つの条件を満たすようなら、ぜひ続けてみることです」というものです。

何といっても、「気分がよい」＝「心身の調子がよい」と本能的に感じることが、免疫力が高まっていることを表わしているといってよいからです。

①②については、体内の老廃物を存分に排泄すれば、血液がキレイになり東洋医学でいう「万病一元、血液の汚れから生ず」の〝血液の汚れ〟を取り去ることができますし、③については、体温上昇により、白血球の働きがよくなり、免疫力が上がるからです。そうした結果、「気分がよく」なるのです。

本文中に記してある多くの人々の、知らず知らずのうちに実行されている健康によいと思われる生活習慣のうち、ご自分自身で簡単にやれそうなもの、本能的によさそうと感じるものから、1つでも2つでもやっていただき、確かに調子がよい、気分がよい、と感じられたら、継続することこそ免疫力を高め、病気の予防や改善をし、健康長寿につながっていくものと確信します。

石原結實

なぜか免疫力が高い人の生活習慣　目次

第2章 免疫力を高める食生活

装幀　石川直美（カメガイ デザイン オフィス）／写真　Lightspring/Shutterstock.com
本文デザイン　高木善彦／本文イラスト　秋田綾子

第1章

＊

免疫力を高める生活習慣

＊

睡眠が免疫力を高める

私の友人に、身長１８０㎝、体重は優に１００㎏を越える大男がいます。会社社長をしているこの人は、週に5日は接待のための宴会があり、「鯨飲馬食」の言葉通りに、アルコールや食事を口の中に流し込みます。１日にタバコも30本以上吸い、運動は全くせず、私などから見ると不健康の権化のような生活習慣と体型をもっています。ある時、健康診断に私のクリニックに見えたので、ひと通りの診察と検査をやってみましたが、全く何の異常もありません。

血圧は120／80㎜Hg、空腹時血糖も90㎎／dl、肝臓や腎臓の検査値も正常、それに、これだけの肥満体なのに、コレステロールや中性脂肪値が全く正常なのです。

また、アルコール過剰の時に高くなるγ-ＧＴＰ値も正常です。年齢は、来年で古稀を迎えるのですから決して若くはありません。

「おかしいですね。生活習慣病の問屋みたいな体型なのに、何の異常もないのですから、どうも、医学の一般常識から説明がつきません」と私が言うと、彼曰く、「どこの病院でもそう言われるのですよ」と、勝ち誇ったような顔でニヤニヤしています。

この友人と、ある時海外旅行に行って、この人の「健康」の謎が解けました。

移動日の朝の待ち合わせの時間に30分も遅れて来て、不機嫌そうな顔で「昨日は、寝不足だ。９時間しか寝なかった」と言うのです。「えっ？」と聞き返してみると、日頃は10～11時間の睡眠をとっているとのこと。

つまり、この人の「健康法」は、「寝ること」なのです。

三冠王をとったある高名なプロ野球選手の食生活をはじめとする生活習慣が、何かの雑誌に載ったのを見て驚いたことがあります。

この人は野菜嫌いで、脂こいものやインスタント物が好物なのにもかかわらず、大記録を打ち立て、かなりの年齢まで現役で活躍されました。この選手も、１日10～12時間の長時間睡眠派でした。

やはり、眠ることは免疫力を高めるのでしょう。

［解説］　3時間睡眠によって胃ガンになったナポレオン

我々の内臓は、我々の意思とは関係なく働いている自律神経によって調節されています。

心臓や肺が規則正しく動き、食べると胃腸が消化活動をし、暑いと汗腺から汗が噴き出てくる、などというのは、この自律神経の働きにより遂行されています。

自律神経は、「緊張の神経」「昼の神経」といわれる交感神経と、「リラックスの神経」「夜の神経」といわれる副交感神経から成り立っており、それぞれ馬の手綱の如く、バランスをとりながら働いています。

自律神経のバランスが崩れると、免疫細胞の働きが低下し、免疫力が低下します。

我々は、心身のストレスやプレッシャーを感じると、副腎髄質からアドレナリンというホルモンが分泌され、交感神経が過剰に緊張して、それが長く続くと免疫力が低下します。

睡眠中は、交感神経の緊張がとれ、副交感神経がよく働き、心身共にリラックスしてきます。すると、ガン細胞やウイルスをやっつけるNK細胞やT細胞などの働きが活性化され、免疫力が高まってくるのです。

風邪を引いたり、発熱したりすると眠くなるものですが、これも免疫力を高めようとする体のメカニズムなのです。

ウイルスや細菌などの病原体が体内に侵入してくると、白血球（免疫細胞）を活性化する働きのあるTNFというサイトカインが、マクロファージから分泌されます。このTNFには、睡眠を促す作用があるのです。眠らせることにより、免疫力を高めようとする体の反応といえるでしょう。

「逆もまた真なり」で、睡眠時間が短くなると、免疫機能は低下してくるのです。「3時間睡眠」で有名だったナポレオンが、52歳という若さで胃ガンで亡くなったのも、睡眠不足による免疫力の低下が一因でしょう。

不眠症の人は、風邪を引きやすいなど、免疫力低下の症状を訴える人が多いのも首肯できます。

ただし、一言で「睡眠」と言っても、浅い眠りのレム睡眠（REM＝rapid eye movement 睡眠中に眼球が動いている状態）と深い眠りのノン・レム（Non REM）睡眠があり、これが約90分サイクルで交互にくり返されています。免疫力が高まるのは、このノン・レム睡眠の時ですから、睡眠により免疫力を高めるには、深い眠りにつく必要があります。

明るい部屋では入眠が十分にできないので、就寝前1時間くらいはうす暗い部屋で過ごす方がよいし、日中は戸外で明るい光を浴びることが、脳内のセロトニン、ドーパミンなどの快感ホルモンの分泌を促し、快い睡眠へと導いてくれます。

また就寝後、体温がスーッと下がっていくときに、「よい眠りに落ちる」ことができるので、就寝前に入浴して体温を上げておくとよいでしょう。また、赤い色は興奮の色、青や緑は鎮静の色なので、寝具はうすい青や緑にするとよいでしょう。

このように、睡眠は健康維持にとって極めて大切ではありますが、ただ長く眠れば眠るほどよい、というものではなさそうです。

米国のブリガム・アンド・ウイメンズ病院のナジゴ・アヤス博士は、１９８６年から10年間にわたり、７万１６１７人の、心臓病にかかったことのない女性を対象に睡眠時間と心臓病の発生を調査しました。

その結果、８時間睡眠の人の心臓病発生率を１００％とすると、

５時間以下の睡眠時間の人……１８２％
６時間以下の睡眠時間の人……１３０％
９時間以上の睡眠時間の人……１３７％

という結果が得られたとのこと。

「寝不足も寝すぎても心臓には悪い」ということになります。

寝すぎると、副交感神経の働きが旺盛になり、体がリラックスしすぎて体の代謝が低下し、血流も悪くなって血管（冠動脈）に血栓ができやすくなり、心筋梗塞を起こしやすくなる、ということでしょう。

よって、健康維持のためには昼間、存分に仕事をして交感神経が緊張しすぎた場合、それをリラックスさせるべく、夜、十分な睡眠をとり副交感神経の働きを活性化させるという、「メリハリ」が大切ということになります。

一日中ダラダラと過ごし、夜も寝すぎるようだと、かえって病気になることもあるわけです。寝不足が続くと免疫力低下を招来し、病気につながっていくので、熟睡するコツを述べてみます。

①早寝早起き

特に、12時以降の就寝は、眠りを浅くするので要注意。

②朝の日の光を浴びる

日の光には、本来1日25時間にセットされている体内時計を24時間にセットしなおし、体のリズムを整えて、昼間の活動が十分にできるようにする働きがある。昼間は仕事やスポーツで十二分に体を使い、覚醒レベルを上げておくと夜の眠りも深くなる。

③入浴

入眠する時は、体温の低下がおこる。よって就寝1～2時間前に入浴して体温を上げておくと、就寝後の体温の低下も急激になり、安眠しやすくなる。ただし、熱すぎる風呂は交感神経を刺激し、興奮状態が続くので逆効果。

④運動

日中、特に午後から夕方にかけて筋肉を存分に使う運動（散歩ほかスポーツ）を行うと、適度な疲れを誘い、体温も上昇（体熱を一番つくっているところが筋肉）するので、熟睡しやすい。

⑤房事

房事も、体を温め、脳内からも快楽ホルモンのβ－エンドルフィンが分泌されるので、精神もリラックスし、誘眠効果がある。

⑥ある程度硬い布団

フカフカの柔らかい布団だと、体表とシーツの接触面が多くなり、特に夏はそこに汗をかくと不快感がつのり熟睡できない。硬い布団やタオルケットを敷いて汗を発散、吸収しやすくして眠るとよい。

⑦頭寒足熱

頭に血が昇った状態では安眠できないので、健康の原則である頭寒足熱を心がける。冷却枕や、小豆やそばがら入りの枕を使うとよい。

コラム　不眠症は生姜湿布で改善！

私が経営する健康づくりの「サナトリウム」の治療室で一番人気のある療法が「生姜湿布」です。

隣の部屋が「イシハラクリニック」なので、時々のぞくと施療中に「高いびき」で寝ている人がたくさんいます。

「生姜」には鎮静作用のある成分が含まれているので、安眠を誘うのかと思っていたところ、最近「ある記事」に目が止まって、納得しました。

不眠症研究の権威でいらっしゃる岡山大学の森永寛名誉教授によると、「肝臓がある右季肋部を皮ふの上から温めると、睡眠物質であるL・トリプトファンが増加し、熟睡効果が高まる」というのです。

そういえば、腹部の生姜湿布の時は、右上腹部（右季肋部）ももちろん、温められているので、「高いびき」で熟睡している人が多いということなのでしょうか。

家では、低温火傷《やけど》に気をつけて、カイロやホットパック、温湿布を右季肋部にあてると、不眠症改善に奏効するでしょう。

競わない運動が免疫力を高める

私の父方の祖母は、明治19年の生まれでしたので、石川啄木と同じ年ということになります。亡くなったのが昭和53年だったので、92歳の大往生でした。

私の幼少時に10年余、一緒に暮らしたことがありますが、食事も、ご飯にみそ汁、漬物、魚くらいの粗食で、時々、疲れた時に精をつけると言って、卵に酢を入れて飲んでいましたが、今の栄養学でいえば、たいした栄養も摂《と》っていなかったようです。

しかし、92歳で亡くなる直前までかくしゃくとしていましたし、毎朝新聞に目を通し、ボケることもなく元気で過ごしました。今、考えてみると祖母の長寿の秘訣は、ウォーキングだったと思われます。

祖母は、心身共に、超のつく元気ものでしたが、1つだけ弁慶の泣き所がありました。「車酔い」がひどいのです。船酔いは当然のこと市電や汽車にも酔い、バスやタクシーにも乗れないほど車酔いがひどいのです。だから、買い物はもちろん、数キロ離れた隣町に行く時も歩いていました。今でいう、健康維持のための「ウォーキング」などというシャレたものではなく、歩かざるを得なかったのです。

私の患者さんで、１６９cm、75kg（71歳）の会社の社長さんは、高血圧と虚血性心臓病（狭心症）で当方のクリニックに通院されていましたが、ある時期から、血糖値がどんどん上昇しはじめ、糖尿病と確診がつくほどに悪化しました。食事療法（カロリー制限）を指導しても、ほとんど毎夜の宴会で酒食の制限ができず、「それなら経口糖尿病薬を処方します」とお話ししたところ、「もう薬は飲みたくないので、運動してみるので、あと2ヶ月、様子をみさせて下さい」とおっしゃいました。

ウォーキング好きの友人を見習い、万歩計を買って毎日歩き始められ、はじめのうちこそ、５０００～６０００歩がやっとという状態でしたが、歩数を毎日ノートに記録していくうちに、それが励みになり、３ヶ月もすると、毎日コンスタントに1万歩以上のウォーキングができるようになりました。

すると、体重が7kgも減って68kgになり血糖値はおろか、血圧も正常化し、狭心症の所見（自他覚症状や心電図検査の異常）もなくなってしまったのです。

［解説］マラソンの後、風邪を引きやすくなる理由

一時、健康増進のためのジョギングがブームになり、街のいたる所でジョギングしている人を見かけたものですが、すっかり下火になってしまいました。ジョギング健康法の提唱者のジム・フィクスやクーパー博士らがジョギング中に急性心不全を起こして亡くなる、という事故が相ついだことも要因だったのでしょう。

たとえ有酸素運動であっても、頑張るような運動は、中高年にとっては時として有害になることがあるようです。ゴルフ中に突然死する事故のニュースを時に耳にしますが、これも、競争心をもって頑張る気持ちが一因《いちいん》になることは、間違いないでしょう。

よって、健康の維持や増進のためには「軽いかな」という程度の運動、スポーツ生理学でいえば、もてる力の60％程度の運動をすることが肝要です。つまり、「運動をやりながら、イチ、ニイ、サンと明瞭に発音できる」または、「隣の人と談笑できる」

程度の運動です。

短距離走やウエイト・トレーニング、マラソンなどは、若い人はともかく、ある年齢に達すると、運動後にＮＫ細胞の数や働きが急激に衰え、免疫力が低下することがわかっています。

市民ランナーのマラソン後の免疫力や体調を調べたところ、出場したグループの方が欠場したグループよりも免疫力が低下し、６倍も風邪を引きやすかった、という調査研究もあります。

しかし「軽いかな」という程度の運動を定期的にやると、ＮＫ細胞の活性が高まり、免疫力が上がることがわかっています。

ただし、軽い運動でも、２時間以上の長時間の運動は免疫力を低下させることも確かめられています。

種々の研究を総合して鑑みると、「30分くらいの運動を週３、４回、楽しみながらやる」というのが一番健康によいようです。「楽しい」と感じる時は、脳から快感物質のβ－エンドルフィンが分泌され、ＮＫ細胞を活性化させることもわかっています。

こう見てくると、若い時に激しい運動をした力士や野球、レスリング、バレーボール、サッカーなどの選手が、必ずしも健康長寿を保っているわけでない、という理由もよく首肯できます。

その点、ウォーキングにはたくさんの効能があります。

①下肢や腰など下半身の筋肉や骨を強くし、老化を防ぐ。

②下半身を強化することにより、下肢、腰の毛細血管を増加させ、血圧を下げる。

③呼吸・循環器系の適度な刺激となり、肺や心臓の働きを強化・促進する。

④体温が上昇することにより、脂肪や糖分の燃焼が促進され、肥満、高脂血症、脂肪肝、動脈硬化、糖尿病の予防・改善に役立つ。

⑤体温上昇により、ＮＫ細胞、好中球、マクロファージなどの免疫細胞の働きが活性化し、免疫力が高まる（あらゆる病気の予防・改善になる）。

⑥足・腰に存在する抗重力筋（ふくらはぎ、臀筋、背筋）が鍛練されることにより、脳が刺激を受け、ボケの防止となる。

⑦カルシウム代謝が促され、骨粗しょう症を防ぐ。
⑧気分を爽快にし、ストレスを解消させ、睡眠をよくする。
⑨自律神経系の働きをよくする。
⑩肝血流量がよくなり、肝機能値が改善する。

また、症状により歩き方は異なってきます。
歩くスピードは、1分間に70mが標準的です（時速4・2kmとなる）。

①高脂血症

血液中のだぶついた脂肪を減らし、善玉のHDLコレステロールを増やすには、分速80～90mの「やや速歩き」により効果が高まります。まず、無理をしないで、1日30分、1週間に3回から始め、そのうち1日60分まで延ばすとよいでしょう。

②糖尿病

筋肉を使うと、インスリンが少量でも血中の糖分が十分に消費されるし、すい臓の機能も活性化し、インスリン分泌量も増えます。人間の筋肉の70％以上が腰から下にあるのですから、ウォーキングは、筋肉を使うという点では一番優れているのです。

1分間に70m程度のふつうの速度で、週3回、1回に30分くらい歩くとよいでしょう。ただ、空腹時に歩くと、低血糖をおこす心配がありますので、食後1時間以上たってから歩くのがベターです。

③腰痛や下肢痛

下肢や腰の筋力の低下からくる体重の負担が足、腰の痛みの主な原因ですから、歩いて筋力を強化することが一番です。

はじめは無理せず、ゆっくりと歩き、血行がよくなって痛みがやわらいだ時点で、分速70mくらいの普通歩きにするとよいでしょう。腰を強くするという意味では、太ももを高く引き上げて歩くとより効果的です。

④高血圧症

歩くことにより下半身の筋肉が発達すると毛細血管の量も増え、血管床が広がるので血圧が下がります。また、歩くことによりドーパミンやプロスタグランデインＥなどの降圧物質の分泌も促進され、更に血圧が下がります。１分間に60ｍ程度のややゆっくりしたスピードで、１日30分、週３回から始めましょう。

⑤心臓病

心臓に急激な負担がかからないようにごくゆっくり、分速40ｍくらいのカメ歩きが適当です。やはり、１日30分、週３回から始めるのがよいでしょう。

血糖値及びコレステロールの低下、ＨＤＬの上昇は、３ヶ月もすれば血液値にちゃんと反映してきます。

血圧も、上／下ともに10㎜Hg程度なら、３～６ヶ月歩くことで下がってきます。

コラム　1日1時間歩くと、脳卒中の発作が2分の1に

アメリカ心臓協会の雑誌（ストローク＝1998年10月8日号）によると、ハーバード大学医学部のリー博士らは、1977年同大学の卒業生1万1000人に「毎日どれくらいの運動をするのか」を聞き、13年後の1990年に、そのうちで脳卒中（脳梗塞や脳出血など）で倒れた人を調査したところ、毎日の運動量が多い人ほど脳卒中で倒れる割合が少ない、ということが明らかになりました。

①1日に速足で1時間歩く人、または、それと同等の運動をする人は、運動しない人に比べて脳卒中の発作が46％減少。

②速足で毎日30分歩く人、またはそれと同等の運動をする人は、脳卒中の発作が24

%減少。

③①以上の運動をする人は、脳卒中の発作が最も少なくなる。

というのが結論です。

運動の種類は、散歩、ダンス、サイクリング、庭仕事（ガーデニング）などが脳卒中予防に効果があり、ボウリングや家事などはあまり効果がないようです。

ここで言う「速足」の1時間＝7000歩は、ふつうに歩く1万歩とほぼ同等の効果です。

ちなみに、外回りの営業マンで7000歩、内勤の人で5000歩、管理職で4000歩、買い物に行かない日の主婦で2600歩、おかかえ運転手付きの車で送り迎えを受ける会社の役員は、たったの1000歩というのが、日本人の平均的な歩数とのこと。

私の友人に、大企業の取締役になり、毎日おかかえ運転手付きの車の送迎を受けるようになってから、2年目に脳卒中で倒れ、結局3年目に亡くなった人がいます。

「歩く」という何でもない日常の運動も、毎日継続することにより、健康に多大な影響を及ぼすことがよくわかります。

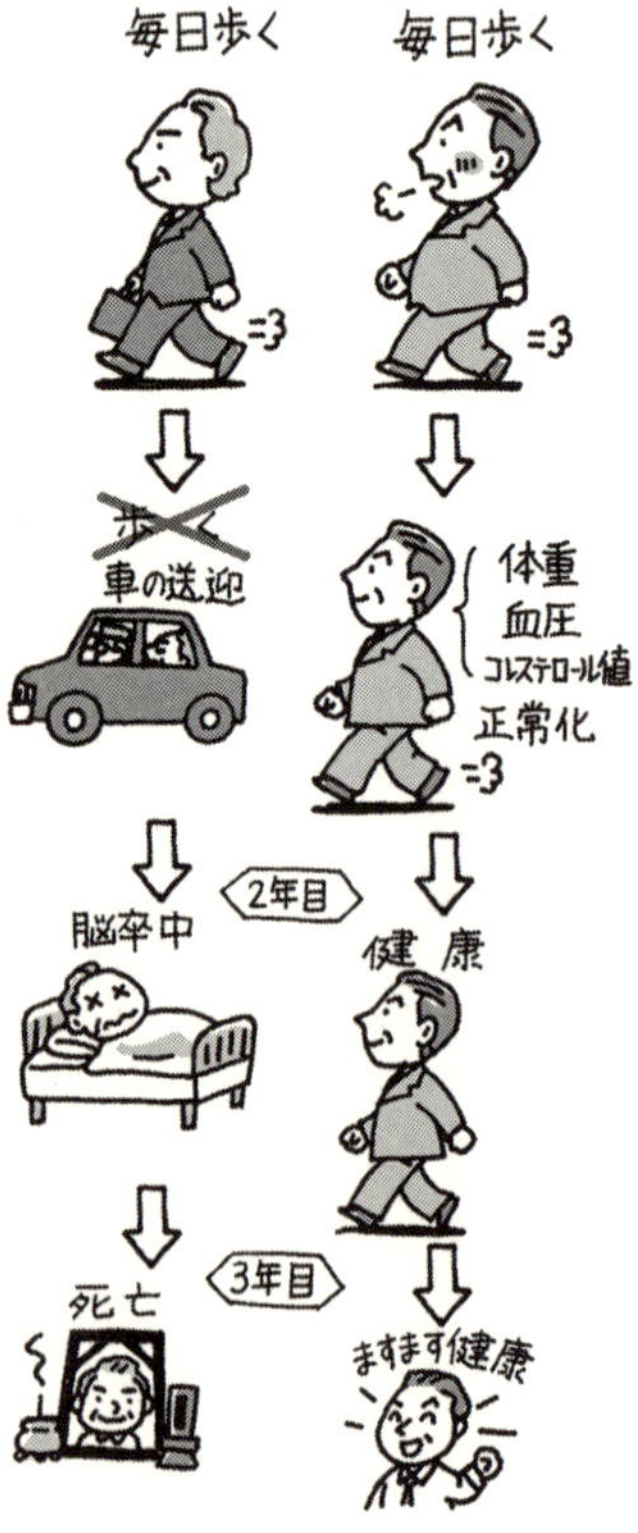

笑いが免疫力を高める

私の駄ジャレの師匠であり、また人生の師でもある乾燥剤で有名な㈱アイディの伊藤一郎社長は、人を笑わせることにかけては天才です。

千葉大学の工学部化学科のご出身ですが、そうした専門のお話は一度も伺ったことはなく、口から出てくる言葉は、シャレと駄ジャレのオンパレードです。他人を笑わせながら、自分も哄笑されるので、伊藤社長の周りは、いつも笑いの渦です。

そのシャレ（駄ジャレ）の一部を披露します。

ある時「ご専門は何ですか」と尋ねたら、「専門以外が専門です。アッハッハッハッ」

「今度は、来月の7日か8日にお会いしましょうか」と言うと、

「なぬ（に）か（7日）用か（8日）、アッハッハ」

旅行にご一緒した時、トイレのため中座して戻ってくると、

「うん、これだれのケツ（決）論は出ましたか？　アッハッハッ」

ある時、唐突に、「世界で一番、難しいことって何か知ってますか」とおっしゃるので、考え込んでいると、

「6つのお菓子を5匹のサルに分けることです」と。そうだな、1つ菓子が余ると、それを5匹のサルに均等に分けると難しそうだな、と思っていると、

「6つ（難）菓子《かし》で、ご（五）ざる。アッハッハッ」

会食中、テーブルの上の調味料の容器を「これ醤油ですね」と言って手に取られたので「いえ、それはソースですよ」と言うと、

「ああ、そうすか、醤油こととはつゆ知らず。アッハッハッ」

サウナにご一緒して入浴後、「スカッとしましたね」と申すと、「スカッと爽やかノーパンティ。アッハッハッ」

私の次女が小学生の頃、社長が「美華ちゃん大きくなったら、何になるの」と尋ねられて、美華が返答に窮していると、「あ、わかった、大人になるのね、アッハッハッ」

昭和5年の午年のお生まれで、今年74歳になられるが、背筋はピンとし、大股の急

ぎ足で歩かれ、食欲は極めて旺盛。毎日のアルコールの量も半端ではなく、歯も１本の虫歯も欠けた歯もなく、まさに〝明眸皓歯《めいぼうこうし》〟。

血液検査をしても、かなりの飲酒をされるのに、γ－GTPをはじめ、GOT、GPTなどの肝機能値はすべて正常。コレステロールや中性脂肪、尿酸など、生活習慣病で上昇する検査値も正常です。

間違いなく、いつも自ら「ワッハッハッ」と大声で笑い、また、他人を笑わせようと一生懸命に笑いのネタを考えておられる旺盛なサービス精神が「頗《すこぶ》る」つきの健康と、衰えを知らぬ頭脳の明晰さを保つ秘訣なのでしょう。

昭和５年生まれなのに、「私は戦後生まれです」とおっしゃるので、絶句していると、「日露戦争後です。アッハッハッ」

［解説］笑うことで、血液中の老廃物質を排泄

ガン患者をモンブラン登頂に成功させたことで有名な、岡山県のすばるクリニック院長の伊丹仁朗医師が、「20歳から62歳までの男女19人に、寄席で、漫才、漫談、喜劇を見せて笑ってもらって、直前直後（3時間）のＮＫ細胞の活性を調べた」ところ、14人のＮＫ細胞の活性が上昇し、「笑い」が、免疫力増強に役立つことを証明されました。

米国のウェスタン・ニューイングランド大学で、10人の学生にユーモラスな映画と、そうでない映画を30分間見せ、その前後にだ液中のＩｇＡ（免疫グロブリンＡ）の濃度を測定したところ、ユーモラスな映画を見た後では、顕著に上昇したという研究報告を出しています。

こうした「笑い」と「免疫力」についての研究が始まるきっかけになったのは、1960年代に、膠原病（自己免疫疾患）で苦しんでいた米国人ジャーナリストのノー

マン・カズンズ氏が、喜劇映画や漫画を見て笑うと、不思議と関節の痛みなどの不快症状がとれ、遂には、「難病」の膠原病を治癒せしめた、というエピソードです。

笑うと、大脳の前頭葉に興奮が起き、それが、免疫システムの中枢である間脳に伝達され、間脳からは、免疫活性ホルモン（神経ペプチド）が分泌され、体内に１億個以上存在するＮＫ細胞の活性を増し、免疫力を高めてくれるのです。

「笑い」は、脳から快感ホルモンのβ－エンドルフィンの分泌を促して、うつ気分を追い払い幸せ気分を作ります。つまり、「笑う門には福来たる」なのです。

また、哄笑（大いに笑うこと）は、１分間の呼吸量を最大で4倍にも増加させ、血液中の老廃物を排泄し（吐く息の増加による）、横隔膜の運動の促進→腹部内臓の血行の増加を促して、血液の浄化、内臓の強化に役立ちます。また、心臓、循環器系の働きも助けてくれます。

心臓は、こぶし大の大きさしかないのに、全身に血液を送り出し、また全身から血液を引き戻している、とされています。しかし、実際はその作用を完遂するだけの力はなく、次の2つの力によって助けられているのです。

1つは、我々が動くことによって、四肢や軀幹《くかん》の筋肉が収縮や弛緩をし、その筋肉の中を走っている血管が、それと共に収縮や拡張をする（Milking action《ミルキング・アクション》＝乳しぼり効果）ことによる血液循環の促進作用。

もう1つは、呼吸により、胸と腹を境している横隔膜が上下運動をすると、胃や腸、肝臓、脾臓などの腹部内臓器や肺がマッサージされる効果。

よって笑うことは、横隔膜や大胸筋、小胸筋、僧帽筋などの呼吸筋を刺激して、血行をよくし、心臓、循環器系の働きを助けるわけです。

また、笑うと体温が上昇します。体温上昇は、免疫細胞の白血球の働きを強めて、免疫力を高めてくれます。

更に、体温上昇は、体内の余剰物や老廃物である中性脂肪、コレステロール、尿酸などの生活習慣病の元凶物質の燃焼を促してくれます。体温上昇は、肝臓や胃腸、肺の血流をよくし、そうした臓器の健康維持や病気の治癒の助けになります。なぜなら、あらゆる病気は、血流の悪い所にくるのですから。

笑った後は、高血圧、糖尿病、リウマチなどのほか、脳梗塞やガンなどの症状までも緩和されることが最近の研究で明らかにされています。かくの如く、笑いは結構ずくめの健康効果をもたらしてくれますが、「作り笑い」は、逆に健康を損うことが明らかにされています。

米国の科学誌Journal of occupational health and psycology（職業上の健康と心理の雑誌）の中で、ペンシルベニア州立大学の心理学者Ａ・グランディー助教授は、「スチュワーデス、会社の秘書、デパートの店員など、自分の意思に反して、常に作り笑いを強いられている人々（感情労働者という新語を使っている）は、そのストレスから、心臓血管系に負担がかかり、脳神経系を衰弱させ、免疫力を低下させて、高血圧、心臓病、ガンなどの大病にかかる確率が、一般人の2倍になる」と述べています。

作り笑い＝Fake Smileは、このように健康によいどころか、健康を害しますが、心の底からの笑いや、他人を笑わせようとして、あれこれそのネタを考えることは、逆に免疫力を大いに高めて、健康を増進させることがわかっています。

毎日2合のアルコールは、病気を防ぐ

アルコールがけっして嫌いでない私は、ほとんど毎日、ビールや焼酎、ワイン、日本酒などのうち1〜2つで晩酌しています。量としては、さほど多くなく、日本酒に換算して2合程度ですが、半年も休肝日なしで毎日飲んでいると、折角のアルコールもうまくなくなってきます。食前に飲む、冷たいビールの、あの何とも言えない快感を味わうことができなくなるのです。

そこで数日晩酌を休むと、今度は、食事がおいしくなくなるし、睡眠も何となく浅くなるし、翌日何となく肩や首がこる感じがしたり、全体的な活力がなくなっていくように感じることすらあります。

知人、友人、患者さん達を観察していますと、毎日2合（日本酒に換算）前後の適酒をしている人は、大した病気にもかからないし、元気で長生きしているという印象があります。

２００３年10月31日に１１６歳での大往生をとげた鹿児島の本郷かまとさんは、黒砂糖からつくる焼酎を毎日飲んでいたというし、かまとさんと同郷の鹿児島県大島郡伊仙町出身で、１９７９年に「ギネスブック」で世界一の長寿者と認定された泉重千代翁も、毎夕１杯の黒糖焼酎を飲むのが楽しみであったとのこと。

重千代翁は、慶応元年（１８６５）に生まれ、１９８５年に１２０歳（大還暦）を迎え、１９８６年に亡くなられました。

私が５度、調査研究に出向いたコーカサス地方のセンテナリアン（１００歳以上の長寿者）達は、毎食前にかなりの量の自家製の赤ワインを飲んでいました。

日本の医学統計でも、全く飲酒をしない人の死亡率を、１・０とした場合、飲酒する人の死亡率は０・９台と、飲酒する人の方が低くなっています。「酒は百薬の長」といわれる所以《ゆえん》でしょう。

欧米でも、アルコールの効能に関する疫学調査や研究は数多く存在しています。

米国イリノイ大学のＪ・ペズート博士らは、「ワインやブドウに含まれるレスブラトロールという物質が発ガンを抑制し、ガンの転移も防ぐ」（米国の料学誌「サイエンス」）と発表していますし、ドイツのワイン・アカデミー科学委員会のニコライ・ボルム博士も「ワインは心臓病のほか、脳梗塞、ガンの予防、ストレスの解消に役立つ。ワインの中に含まれるポリフェノールが血行をよくして血圧を下げたり、緊張感を解消する」（英国医学会誌＝１９９5年5月6日号）と述べています。

また、デンマークで1万３０００人の男女を12年間調査した結果、「全くアルコールを飲まない人に比べ、ワインを毎日３～５杯飲む人は心臓病、脳梗塞などの循環器系疾患での死亡率が56％も低く、ビールを飲む人も28％低かった」ことが明らかにされています。

各種アルコール量の換算

	種類	アルコール濃度(%)基準度数	容量	アルコール吸収量(g)
醸造酒	日本酒	15	1合(180ml)	21.6
	ワイン	12	グラス1杯(150ml)	14.4
	ビール	4.5	大びん1本(633ml)	22.8
蒸留酒	ウィスキー	40	ダブル1杯(60ml)	19.2
	ブランデー	40	ダブル1杯(60ml)	19.2
	焼酎	25	1合(180ml)	36.0
	ウォッカ	60	ダブル1杯(60ml)	28.8
泡盛酒	果実酒	12.5	カクテルグラス(60ml)	6.0
	リキュール	10.0	リキュールグラス(60ml)	4.8

※果実酒は梅酒、カリン酒、ストロベリー酒など

［解説］飲酒により産生される血栓溶解酵素

アルコールに強い人と弱い人の差は、アルデヒド脱水素酵素の遺伝子型ＡＬＤＨ2の多寡によって決まるとされています。一概には決めつけられませんが、1日に日本酒なら2合、ビールなら大ビン2本、ウイスキーダブルなら2杯、ワインならグラス2～3杯以内、焼酎は2～3合（湯で半分に割った場合）を毎日飲む人は、動脈硬化を防ぐ善玉のＨＤＬコレステロールが血液中に増加することがわかっています。

また、飲酒により血管内皮細胞からは、ウロキナーゼという血栓溶解酵素が産生され、脳梗塞や心筋梗塞の予防・改善に奏効することがわかっています。倉敷芸術科学大学の須見洋行教授らが、１２０人の被検者に純アルコール量として30～60mlの日本酒、焼酎、ビール、ワインなどを飲ませて、ウロキナーゼの活性値を測定したのが左の表です。焼酎が一番、血栓予防効果があることがわかります。こうした最新情報も含めて、これまでわかっているアルコールの効能を列挙すると、

各種アルコールの血栓溶解酵素

アルコールの種類		人数	血栓溶解酵素の平均活性
非飲酒者		113	478
醸造酒	日本酒	37	855
	ワイン	37	801
	ビール	41	712
蒸留酒	ウィスキー	18	510
	本格焼酎	62	1,160

※年齢20～48歳、1人あたりアルコール30～60mlを7分間で飲み、1時間後に測定したもの

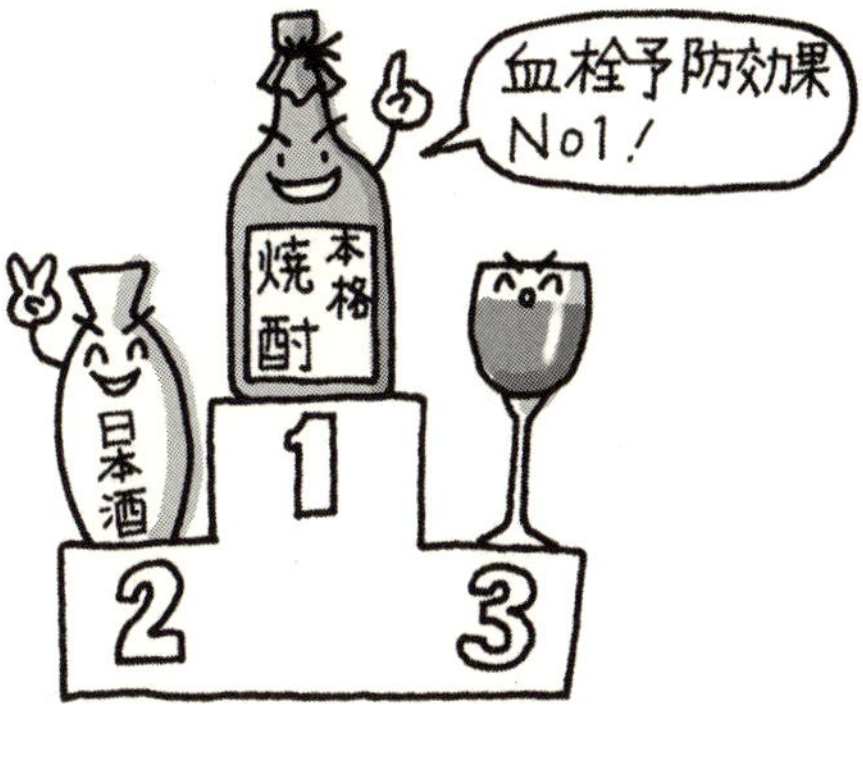

①ストレスを発散し睡眠をよくして、免疫力を高める

適酒により、脳を含めた全身の血管が拡張して血流をよくし、心身のストレスを緩和し、免疫力を高める。

英国の流感研究所のスミス博士らが、400人の被検者を対象に調査したところ、「ビールを大びん1本半（または、ワインをグラス3杯程度）飲む人は、ウイルス感染後に風邪を発症する確率は15％で、全くアルコールを飲まない人の45％に比べ、約3分の1であることがわかった」とのこと。

愛媛大学の奥田拓道教授は、1996年に酒粕成分（日本酒）が、NK細胞の活性を高めて、免疫力を高めることを報告されています。

②ガン抑制効果

デンマークの防疫研究所が1964年から1993年の30年間に2万8000人の男女を調査したところ、

週にグラス1～13杯のワインを飲むと　25％

週にグラス14杯以上のワインを飲むと　50％も肺ガンのリスクが低下する、ことがわかったとのこと。

元秋田大学医学部教授の滝沢行雄医学博士も、「日本酒に含まれる低分子量成分に、発ガン抑制作用がある」という実験結果を発表されています。

③善玉コレステロールを増やし、虚血性心臓病（狭心症、心筋梗塞）を防ぐ

米国ボストンのベス・イスラエル病院のＫ・ムカマル博士らが「適酒は、心臓発作や心不全の発症を防ぐ」と発表。

１９８９年から１９９４年にかけて、心臓発作で同病院に入院した１９１３人のうち１９９５年までに死亡した人は３１７人で、飲酒量が週7杯以下の人の死亡率は20％少なく、週7杯かそれよりやや多い moderate drinker（中等度の飲酒者）のそれは30％少なかったということです（蒸留酒や醸造酒といったアルコールの種類は問わない）。

④脳卒中を防ぐ

日本酒1合未満の飲酒者は非飲酒者に比べて脳卒中の発症が少ないことがわかっていますが、米国コロンビア大学のエルキンド助教授は、「ビールやワイン、ウイスキーやブランデーなどの蒸留酒等々、どんなアルコールも、1日に1~2杯の適酒を守れば、脳卒中の発症リスクが非飲酒者より49%低くなるが、1日に7杯以上の飲酒者は、逆にリスクが3倍になる」(1998年)ことを研究発表しています。

⑤適酒は、糖尿病のコントロールを良好にする

糖尿病の患者にとって、アルコールの摂取はカロリー過剰になるから控えるようにと指導されるのが、これまでの常識でした。

平成14年1月に日本臨床内科医会が、会員医師1249人を通じ、1万2821人の糖尿病患者とアルコール摂取量の状態を調べた結果を発表しています。

血糖のコントロールの良否を示すHbA1c(2~3ヶ月の血糖の平均を表わす)の値と飲酒量(日本酒に換算)の関係を調べたところ、

HbA1c値　（3・5〜5・8％が正常）の平均値
非飲酒者　7・12％
1合未満の人　6・93％
1〜3合飲む人　7・03％
3合以上飲む人　7・31％

と、「3合未満の飲酒なら、むしろ血糖のコントロールが良好」という事実が明らかにされました。また、糖尿病患者に合併症として最も多い神経障害（手足のしびれ、知覚低下、インポテンツ）とアルコールの摂取量との関係も、2合未満の飲酒者は非飲酒者より発症頻度が低いこともわかっています。

また、米国のハーバード大学のタナセスク博士らは、「適酒は、糖尿病患者の約80％の死因となる心筋梗塞の発症を減少させる」（2001年）と発表しています。

⑥適酒が脳を活性化し、ボケやアルツハイマー病を予防する

米国インディアナ大学のクリスチャン博士らは、ビール、ワイン、蒸留酒などに

関係なく、「1日に1〜2杯の適酒は、学習能力や推理力を向上させる」（1997年）との研究を発表。アルコールが脳の血流をよくすることが要因、とのこと。

フランスのボルドー大学のオウゴゴゾ博士らは、「65歳以上の3777人を3年間追跡調査した結果、赤ワインを毎日3〜4杯飲む人は、非飲酒者に比べて、ボケやアルツハイマー病の発症が4分の1以下である」（1997年）と発表しています。

⑦胃液の分泌をよくして、食欲を増す

⑧適酒は、鎮静・睡眠作用がある

脳や神経の興奮を抑え、ストレスをとって睡眠を深くし、疲労の回復に役立つ。

など、適酒をしているかぎり「酒は百薬の長」"Wine is old man's milk.（ワインは老人のミルク）"ということになります。

種類により異なる効能

①焼酎……血栓（心筋梗塞、脳梗塞）の予防
②白ワイン……食中毒の原因菌（E・コリー、サルモネラなど）の殺菌
③赤ワイン……含有成分のポリフェノールが心筋梗塞を防ぐ
④リンゴ酒……カリウムを多く含み、血圧を下げる
⑤ラガービール……ミネラル・シリコンを多く含み、骨を強化する
⑥黒ビール……大麦由来の水溶性食物繊維を含み、整腸作用に優れる
⑦ウイスキー……ウイスキーの樽材から溶出した香気には、ストレスによる脳の興奮を鎮め、気持ちをリラックスさせる働きをするGABAの働きを促進する。また、ウイスキーのお湯割りにレモンをしぼって入れるレモンウイスキーは、風邪の妙薬となる。

ただし、「1杯は人酒を飲み、二杯は酒酒を飲み、三杯は酒人を飲む」といわれる

如く、飲みすぎると薬どころか「気狂い水」に急変しますので、上戸の方は気をつけるべきです。

その人によりますが、平均的に言って、日本酒換算で3合以上を5年以上毎日飲んでいる人は、

1、アルコール性肝障害（脂肪肝、肝炎、肝硬変）
2、すい炎
3、急性～慢性胃炎
4、高血圧症
5、アルコール性心筋症（不整脈、心不全）

などにかかりやすくなるので、要注意です。

赤い服と若返りの関係

私が経営している健康づくりの保養所（玄米・白然食と人参ジュースの提供）に毎月やって来られて、数日滞在していかれる滝沢延子さんは、大正12年3月のお生まれですから、もう81歳です。しかし背筋はシャンとされ、立ち居振る舞いも柔らかく、顔だって、ほとんどシワがなく、丸顔で愛らしい表情をされており、誰がどこから見ても50歳代にしか見えません。

いまなおデザインの会社の社長として第一線に立っておられるのも健康の秘訣でしょうが、私は彼女が身につけておられる衣服の色も、この若々しさに、おおいに寄与していると考えています。

滝沢さんは、いつも、赤いブラウスや赤いカーディガンなど、赤系統の服を着ておられるのです。それが全く違和感がなくよくお似合いなのですから、滝沢さんが、いかにお若いかわかります。先日保養所でお会いした時、黒い服を着ておられたので、

「あら、今日は赤い服ではないのですか」と聞きますと、10分後には赤い服に着換えて出てこられ、「やっぱり、赤い服を着るとエネルギーが湧いてくるように感じます」とおっしゃいました。

[解説]　万病の元、活性酸素を除去する赤色

「同じような食品なら、赤のパッケージの方がよく売れる」「中華料理店をはじめファーストフードの店など、レストランは赤系統の外観だと人が入る」「サラリーマンが会社帰りに、ちょいと立ち寄る所が赤チョーチン」など、「赤」には何か意味があるようです。

「赤」は漢方でいう「陽」の色ですから、前向き、積極的、元気などの属性をもっています。

医学的にも、エックス線や電気、音と同じ電磁放射線の一種で「赤の色」をもったものからは、「赤の電磁波」が出てきて、血行をよくしたり、気力を高める作用があるとされています。また、目から入ってくる「赤色」は、視覚を通して脳を刺激し、内分泌（ホルモン）腺や、自律神経を通して体全体に影響を及ぼし、免疫力を高めてくれるのです。つまり赤い色は、生命力を強める作用があります。

赤いクツ下、赤いパンツ、赤フンドシは、包んでいる部分の皮ふの血行をよくし、足を温めたり、睾丸の機能をよくし、性欲も高めてくれるし、赤い包帯は血流をよくして傷の治りを早める作用があることもわかっています。

そこで、食物で「赤い色」をもつものをあげると、

食物	含有成分
①赤ピーマンや赤トウガラシ	……カプサイシン
②トマト	……リコピン
③イチゴ	……アントシアニン
④カニやエビの殻	……キチンキトサン
⑤アズキ	……アントシアン
⑥人参	……β-カロチン

など赤い色をしている成分にはすべて、万病の元とされる活性酸素を除去（抗酸化作用）し、免疫力を高めて、病気の予防や治癒促進に役立つことがわかっています。

蛇足ですが、青い色は、「鎮静・解熱・不眠解消」など、細胞の働きを抑制するように作用します。ですから、眠れない時は、ブルーの光を全身に浴びるとよい、とされています。

同じく、そう病の人が壁や天井の色を青一色にした部屋に入ると落ちつくのも、首肯できます。

この「赤い色」や「青い色」は盲目の人でも感じ取るとされており、それは皮ふの細胞が色の違いを識別できるからだとされています。

性欲と健康

私の友人に、艶福家というか、好色男というのか、女性を大好きなAさんという男性がいます。

昭和15年生まれですから、今年64歳になりますが、１６５㎝、55㎏と中年太りとはおよそ無縁で、髪もフサフサと黒く顔の色つやもよく、40歳代後半にしか見えません。

一度、アメリカの自然食や自然食レストランの視察のツアーに一緒に行ったことがありますが、昼間は移動のバスの中で眠っているかホテルで休息しており、暗くなると、目を輝かせながら夜の街へ女性を求めて出ていくのです。我々、仲間同士では「女好きに生まれてきたのだから仕方がないよな。別に彼が悪いのではないのだから」とよく語ったものです。

ある時、「先生、他の人に言っちゃ駄目だよ」と言って、各月の「ひにち」の上に、印がつけてある手帳を見せてくれました。印をつけている日が、房事を楽しんだ日とのこと。見せてもらって、ア然ボウ然。60歳過ぎているのに、月に14日も印がついているのです。彼曰く、「最近、元気がなくなってきて、月に13～14回がやっとなんだよね。2～3年前は17～18回はできていたのに」と。

こちらは彼の顔を見て絶句。どうも奥さん以外に3～4人、愛人がいるようです。どう見てもハンサムとはいえない顔立ちですが、マメなところが女性にもてる秘訣のようです。こまめに、プレゼントをする。食事の時は、醤油や塩などの調味料をさっと彼女の前にさし出したり、サラダを大皿から取り分けてあげたりします。

このAさんの血液検査をしたことがありますが、血液中のタンパク質がやや少ない傾向はありますが、肝臓、腎臓などの働きをはじめ、他の種々の検査には全く異常はなく、当方からみると、これだけ精力を「浪費」しても健康でいられるものなのだなとちょっと不思議な気がします。

［解説］セックスの回数が世界最少の日本人

サケは、何百km、何千kmの海を旅し、生まれ故郷の川に戻って産卵すると、やがて死にます。カマキリやスズムシの雄も、雌と交尾をすると雌に食べられて生命を終えます。

およそ自然界の動物は、子孫を残すための生殖活動が終わると、生命を終えるものが、少なくありません。

「生命」とは、「自分自身の遺伝情報を子孫に伝えるためのシステム」であり、「免疫」が「外敵から生命を守るシステム」と考えれば、「免疫とは、子孫を残すシステム」と言うこともできます。そう考えると、20〜30歳の生殖力が一番旺盛な年代に免疫力が一番強くなり、それから年をとると共に、免疫力が低下して、種々の病気になりやすくなるのは当然と言えるでしょう。

よってAさんのように、精力抜群の絶倫男は免疫力が強いと言ってよいでしょう。

医学的にも、週1~2回のペースで房事をすると、免疫グロブリンのIgAがたくさん産生され、風邪をはじめ、種々の感染症に対する抵抗力が増すことがわかっています。

英国のブリストン大学のS・エイブラハム教授は、第4回世界脳卒中会議（2000年、メルボルン）で、「セックスが循環器系の病気を予防する」と発表しました。英国ウェールズのケアフィリの健康な男子2400人を10年間、追跡調査したところ、「週3回以上セックスに励んでいる人は、それ以下の人より心臓発作や脳卒中になる危険性が半減する」ことがわかったとのこと。それは「セックスが、りっぱな運動であるから」との由。

スコットランドのロイヤル・エディンバラ病院のデービス・ウィーク博士は、20歳から104歳までの欧米人男女3500人の夫婦を10年間経過観察したところ、「週3回セックスする夫婦は、心身の機能のバランスがとれ、実年齢より10歳若く見える」ことがわかった、と発表しました。その理由として、「女はオーガズムで新陳代謝が活発になる」「男は、同じくテストステロン（男性ホルモン）の分泌が促され、筋肉が強化される」ことを挙げています。

このほどイギリスのコンドームメーカーのデュレックス社が世界各国の世論調査機関に委託して出した「年間の房事の回数」は、

米　国　人　１２４回
ギリシャ人　１１７回
南アフリカ人　１１５回
中　国　人　72回
日　本　人　36回

で、日本人の回数が世界最少。世界の平均回数が97回であったことを見ると、何と言ってよいのやら。

第2章

*

免疫力を高める食生活

*

便秘がちの人に多い糖尿病

私の友人Bさん（60歳）は１６３cm、54kgと極めてスリムですが、髪も黒々とし、外見や容貌からは、どうみても40歳代にしか見えません。全くといってよいほど、運動もせず、食事に留意している様子もなく、おまけに大のアルコール好きで、毎晩かなりの量のお酒を浴びるほど飲むのですが、アルコール過飲の指標となるγ－ＧＴＰや、ＧＯＴ、ＧＰＴなどの肝機能値、コレステロール、中性脂肪、尿酸などの生活習慣病（脂肪肝、高脂血症、痛風など）の時上昇してくる検査値も全く異常がありません。

「不思議な人だな」とつねづね思っていましたが、Ｂさんと海外旅行をご一緒して、その謎が解けました。毎日、朝昼夕の食事の前に持参の梅干しを2個食べ、食事後は必ずトイレに行き、大便をするのです。

健康診断などで被検者をよく観察していると、慢性下痢で悩んでいる人はやせ型で、一見元気がなさそうなのですが、実際の検査値の、尿検、心電図、コレステロール・中性脂肪、血糖、尿酸、貧血の検査などの異常を示すことがほとんどありません。

逆に、血色がよく、堂々たる体格の持ち主の人で、いかにも健康そうな人でも、便秘がちの人は、高脂血症、高血糖（糖尿病）、高尿酸血症（痛風）、タンパク尿や血尿（腎臓病）、心電図上の虚血性変化（狭心症、心筋梗塞）、便潜血陽性（大腸ガンやポリープの疑い）などの異常を示す確率がうんと高くなります。

ノーベル医学賞を受賞したロシアのメチニコフ（1845～1916年）は、「コーカサス（カスピ海と黒海の間の地域）の人々が、健康・長寿を保っているのは、ヨーグルトやチーズなどの乳酸菌が豊富な乳製品をしっかり食べて、腸内環境《ちょうないかんきょう》がいいからだ」（メチニコフの長寿学説）と喝破しています。

逆に、「便秘、食べすぎ、肉食過剰などで、腸内環境が悪くなると腸内にアミン、アンモニアなどの中毒物質が生じ、自家中毒を起こし病気に罹《かか》りやすくなり、老化を早め短命になる」とも述べています。

［解説］免疫力を高める組織の70％が存在する腸

我々の腸の中には、１００種類、１００兆個の細菌が棲みついています。

その中で善玉菌といわれるビフィズス菌や乳酸菌などの十数種の細菌は、B_1・B_2・B_6・B_{12}・E・Kなどのビタミンを合成し、タンパク代謝の促進、消化吸収の補助、外から入ってくる病原菌の増殖防止などという重要な働きをする上に、腸内で食物が腐敗するのを防ぐ役割もしてくれます。

一方、悪玉菌は、ウェルシ菌、病原性大腸菌、ブドウ球菌、プロテウスなどで、これらの悪玉菌は腸内でアンモニア、アミン、インドール、スカトールなどの有害物質や活性酸素を作り、腸内を中毒状態におき、肝臓を痛めつけ、体内の炎症の原因を作り、また、発ガン物質を産生します。

腸内に悪玉菌が発生する要因として、食べすぎ、肉食過剰、運動不足、疲労やイライラ、化学薬品の摂りすぎなどがあげられますが、「便秘は特に悪玉菌の増殖の大きな要因になるし、逆に、悪玉菌が多くなると便秘になる」という相関関係があります。腸内には「パイエル板」というリンパ節をはじめ、体全体のリンパ組織のうち、およそ70％が存在し、体の中の免疫力の中心的存在となっています。漢方医学で「お腹」が「お中」と言われる所以でしょう。

腸内の悪玉菌を抑えて、善玉菌を優勢に保つためには、ヨーグルトの摂取がすすめられますが、我々、農耕民族にとっては、乳酸菌飲料の代役として納豆、味噌、醤油、漬物などの発酵食品の方が、より体質に合っているはずです。

乳酸発酵漬物であるキムチが、件《くだん》の悪玉菌やピロリ菌（胃潰瘍、胃ガンの原因菌）やサルモネラ菌（食中毒菌）を殺菌し、ＳＡＲＳ（新型肺炎）ウイルスにも効く、とする研究がありますが、日本のたくあんや野菜漬、梅干しなどの発酵漬物も負けてはいません。こうした漬物は、乳酸菌が豊富に含まれ、腸内環境を整え、腸内の免疫細胞（リンパ組織やマクロファージ）を刺激して全身の免疫力を増強させ、発ガン抑制もしてくれます。

大便の乾燥重量の約半分が腸内細菌とされていますが、善玉菌が増殖して腸内環境のよい時は、「硬からず柔らかからず」の、「黄、または黄かっ色の太い」便が、スムーズに出るものです。まさに、「便は健康の便り」なのです。

乳酸菌は食物繊維を食糧とし、また棲処《すみか》として腸内で増殖します。よって、腸内の善玉菌を増やすには乳酸菌を含んだ食物を摂ると同時に、食物繊維を多く含む海藻、豆類、野菜、コンニャク、果物など、一見〝消化の悪そうにみえるもの〟を食べる必要もあります。

コラム　腸内の善玉菌を増やす食物繊維

食物繊維とは、セルロース、ペクチン、リグニンなどの、植物の細胞壁を形造っているもの、海藻の多糖類などのこと。

腸内でだぶついている糖、脂肪、塩分などの余剰物、発ガン物質、ダイオキシン、食物由来の残留農薬、食品添加物などの余剰物や有害物を吸着して大便と共に捨ててくれるので、糖尿病、高脂血症・脂肪肝・肥満、高血圧、大腸ガンなどの予防・改善に役立ちます。

その他、食物繊維の不足により便の量が少なく硬くなると、便を排泄しようとして腸圧が上がりヘルニア（脱腸）や憩室（腸の一部のふくらみ）も起こしやすくなってきます。便秘により、便の停滞時間が長くなると、悪玉菌が繁殖して、虫垂炎が起こりやすくなります。

その他、痔核、下肢の静脈瘤、潰瘍性大腸炎、クローン病、胆石、胆のう炎、虫歯、十二指腸潰瘍なども食物繊維の不足と関係している、ということが種々の研究や疫学調査から明らかにされています。このような諸事実から食物繊維や乳酸菌など善玉菌により排便を促すことが、免疫力を高め、健康の維持・増進に極めて重要なことがわかります。この便通促進作用を人為的に行うのが浣腸です。

ガンを人参・リンゴジュースをはじめ、黒パンと生野菜だけで治すことで世界的に有名なゲルソン病院を、メキシコのティファナに訪ねたことがあります。ここでは、患者さんに1日13杯の人参ジュースを飲ませる他、食物は黒パン、生野菜、果物だけの完全菜食。その他、無農薬コーヒーで大腸を洗浄する「コーヒー浣腸」を1日3回、患者さんにやらせるというのが、治療のメインになっていました。このコーヒー浣腸は、腸はもちろん肝臓内の毒素も洗い流して、全身の免疫力を高めるとのこと。

農民より漁民が若くみえる理由

貿易会社を経営しているＣさん（80歳）は湘南で生まれ、湘南で育ったので、海が大好きな方です。80歳の今日でも、夏は海水浴に出かけていくし、冬でもドライブ中に海が見えると、「フンドシ１つになり、海に入ってひと泳ぎします。もう、いい年をしているので心配だ」と奥様がよく嘆かれます。Ｃさん曰く、「海につかった後は、名状しがたい爽快感、健康感にひたれる」と。

Ｃさんは長男に「海彦」と命名し、外国航路の船長に育てあげたのですから、海に対する思い入れは半端なものではないのです。

私が大学院時代、長崎県の種々の地域の農民と漁民の疫学調査をしたことがあります。

種々の血液検査の他に、心電図や老化度をチェックします。老化度は、身長・指極比といい、（身長）÷（指極＝両腕を左右に水平に広げ、一方の中指の先から他方の中指の先までの長さ）で推定します。というのは、若い時は、この身長／指極＝1なのです。つまり、身長と指極の長さがほぼ同じということです。年齢とともに、背骨の骨が圧縮して身長が縮んでくると、身長／指極＝0・9……となってきます。指極の長さは変わらないからです。この値が小さくなる程、「老化している」ことを示しています。

こうした検査をすると、何百人何千人の調査で、同じ年代なら、いつも「農民より漁民が若い」という結果が出たものです。

ある疫学調査で、「心筋梗塞（血栓症）の発作の割合は、農民は漁民の約3倍だった」というデータもあります。

こうした調査をする時は、調査対象の農村と漁村は近接していて気候その他の外的条件は同じにする、というのが前提です。

こう見てくると、健康・長寿の要因として「海」がクローズ・アップされてきます。

［解説］血液と酷似している海水のミネラル

30億年前に、この地球上に初めて生命が誕生したところが海でした。この生命は20億年以上も海の中だけに存在し、海水から、水分や栄養を吸収して生きていたわけです。やがて、海から陸へ「生命」がはい上がってきた時、「海」をだきかかえてくる必要がありました。そうしないと、干からびてしまいますから。

その「海」が、血液です。「赤い血潮」という言葉もあるし、また、血液や羊水と海水の浸透圧（ナトリウム、カリウム、塩素などミネラルのバランス）が酷似していることを考えれば、よくわかります。まさに、「海」は生命を「産み」出したところなのです。よって「人間は、今でも血液という海に浸っている」といってよいでしょう。

「夏に、陽光を浴びて海水浴をすると冬に風邪を引かない」とか「海でケガしても、化膿しない」ことが経験的にわかっています。

海水には、ナトリウム、塩素、カリウム、カルシウム、マグネシウム、ヨード、セレン、銅、亜鉛、コバルトなど、人間の健康に不可欠なミネラルが約100種類含まれています。よって、温泉に入るのと同様、またはそれ以上に、このミネラル類の作用により、海水浴やタラソセラピー（海洋療法）をすることで血液の循環をよくし、免疫力を高めてくれるのです。

東京世田谷の国立小児病院では、「海水には免疫力を高める作用がある」として、アトピーなどの皮ふ病患者を夏は海水浴に連れていっていましたが、確かに皮ふは、全身の免疫力と深く関係しているのです。

皮ふの表面積は、成人の平均で1・6m²、皮ふのみの重量は約3kg、皮下組織も加えると約9kgで、体重の約14%にも及ぶ人体最大の臓器です。

表皮の大部分はケラチノサイト（角化細胞）で、ETAF（胸腺活性化因子）やGM・CSF（顆粒球・マクロファージ刺激因子）などを分泌して、全身の免疫機能に深くかかわっています。

海水は、このケラチノサイトを刺激して免疫力を高めるのでしょう。

たとえ海水につからなくても、海風に含まれるエアロゾル（海水微粒子）のシャワーを浴びることができるので、浜辺を散歩したり、海辺に座って海を眺めるだけでも、海水につかったのと同様の効果に浴することができます。

私の娘達が赤ん坊だった頃、自分の海水浴も兼ねて、海辺に娘達をよく連れていったものです。移動の車の中では、ギャーギャー泣いていたのに、海辺でかごに入れて寝かせると、スヤスヤと気持ちよさそうに眠ったものでした。

波の音を聞くと脳からは、瞑想したりリラックスした時に出現するα波という脳波が出てき、このα波は、脳からβ－エンドルフィンという快感ホルモンを分泌させて心を落ちつかせ、安眠を誘うのです。β－エンドルフィンは、NK細胞を活性化させ、免疫力を上げる作用もあります。

海水浴やタラソセラピーを受けた後は、インターフェロンやNK細胞の活性が高まることがわかっていますが、海水の成分や波の音などが心身に及ぼす総合効果の結果なのでしょう。

ガン治療法として注目されている海藻の成分

私の義兄（61歳）は、超のつく真面目人間で、朝早くから出勤し、夜遅く帰宅し、よく、土曜日も日曜日も会社に出ていくという、ハード・ワークを40年近く続け、最近、定年退職をしました。

ついこの間、数年ぶりに会いましたが、フサフサとした黒髪は昔と変わらず、肌のツヤもよく、とても60歳過ぎの男には見えません。

会社では、猛烈に働いてストレスを受け、家では妻（私の姉）の小言に耐えながら、とくに、健康法らしきこともしないのにかかわらず、持病もなく、還暦を過ぎてもなお、若々しさを失わない秘訣は何か、と考えてみました。

別に趣味があるわけでなく、また、スポーツもとくにやらず、食事に気を遣っているふうでもありません。

ただ、若い時から好物なのが、魚や魚介類の刺身と海藻です。海藻にいたっては、ワカメやヒジキやモズクなどを丼一杯、毎日夕食の時、食べていたのを覚えています。

海藻や、エビ、カニ、イカ、タコ、貝などの魚介類は海水が凝縮してできた海水の「権化」というべきものですし、魚も、海水と海の中の生物を餌として育っているわけですから、我々人間にとって、超健康食品であるわけです。


日本人は海藻をよく食べますが、『万葉集』にも、「藻塩《もしお》焼く」煙がよく登場しますので、古くから食していたのでしょう。

海藻類は、褐藻類（コンブ、ワカメ、ヒジキ、モズク）と紅藻類（ノリ、テングサ）、緑藻類（アオノリ）の3つに大別されますが、ワカメ、コンブ、ノリの3つで、日本の全海藻の生産量の90％を占めます。

海藻はsea weed（海の雑草）とよばれていましたが、最近はsea vegetable（海の野菜）と言われるようになりました。海藻の効能が、栄養学的に認められるようになったせいでしょう。

海藻には、タンパク質が平均して10％くらい含まれています。コンブに含まれるラミニン（アミノ酸）には降圧作用があります。ノリには降圧、強心、強肝、抗血栓、抗コレステロールなどの作用を発揮するタウリン（含硫アミノ酸）が多く含まれています。海藻の脂質含有量は2〜4％と少ないですが、EPA（不飽和脂肪酸）などが含有され、降圧、抗コレステロール、抗血栓などの作用を発揮します。

ビタミン類はA・B群（B_1・B_2・B_6）、C、Eなどが、野菜よりずっと多く含まれ、とくにノリには、陸上植物にはほとんど存在しないビタミンB_{12}（不足＝悪性貧血）も含まれています。どの海藻にもほとんど全部のミネラルが含まれますが、とくに甲状腺ホルモンの原料となり、新陳代謝を高め、若さと健康を保つのに必須のミネラル＝ヨードが多く含まれる点は特筆に値します。

ワカメに大量に含まれているクロロフィル（葉緑素）には、口臭予防、コレステロール低下作用、抗ガン作用などがあります。

モズクやメカブ、コンブなどの海藻類のヌルヌル成分の中に含まれる「フコイダン」は、多糖類（食物繊維）で、以下のような効能があります。

①免疫力の強化

マクロファージやNK細胞を活性化する。

②ガンのアポトージスを促進

正常細胞は、一定期間を過ぎると自ら死滅するようにできているが、ガン細胞は、死ぬことなく増殖し続けるのが特徴。

フコイダンは、ガン細胞の自殺（アポトージス）を促進する。

③新生血管抑制作用

ガンの組織は、その周りに血管をたくさん新生させて、栄養を吸収し、どんどん増殖していく。この血管新生を抑制する方法が、最新のガン治療法として注目されているが、フコイダンは、ガン組織の血管新生作用を抑制する。

コラム　生命を産み出した海の物の効能

魚に含まれる油（ＥＰＡ、ＤＨＡ）には、次のような効能があります。

ＥＰＡの効能

①血管を拡張して血圧を下げる
②血小板の凝集を抑制して、血栓症（心筋梗塞や脳梗塞）を防ぐ
③血中の中性脂肪を低下させる
④動脈硬化を防ぐＨＤＬコレステロールを増加させる
⑤総コレステロールを低下させる
⑥赤血球の変形能を促して、血栓症を防ぐ

DHAの効能

①DHA（ドコサヘキサエン酸）は、脳の構成成分のひとつで、脳の発達や知能指数と関係し、ボケを防ぐ

②視力を向上させて老眼を防ぐ

魚介類には、コレステロールが多く含まれているとする説が長く信じられていましたが、1977年、当時の大阪大学内科の山村雄一教授（後に学長）が、それまでの測定方法の比色法から酵素法に変えて測定したところ、コレステロールの含有量が以下の如く、かなり低いことが判明しました。

100g中のコレステロールの含有量（mg）

	比色法	酵素法
カキ	380	76
シジミ	300	125

ハマグリ	245	69
アサリ	192	76
イカ	284	180
クルマエビ	245	164

その上、遊離アミノ酸のタウリンが多く含まれ、次のような薬理効果があることがわかったのです。

①胆汁中で、コール酸と結合してタウロコール酸となって存在し、脂肪を乳化する作用があるため、コレステロール系の胆石を溶解する
②肝臓の解毒能を強化させる
③血液中のコレステロールを減少させる
④強心作用を有する

⑤不整脈を改善する
⑥血圧を正常化させる
⑦筋肉疲労を取り去る
⑧アルコールの害を防ぐ
⑨精力を増強する
⑩インスリンの分泌を促進し、糖尿病を防ぐ
⑪視力を回復させる

やはり、生命を「産み」出した海（のもの）＝海産物は、偉大というべきです。

塩分を摂れば、体温は上がる

ある時、私の患者さん（25歳、女性）のお爺ちゃん（92歳）が、「今、病気ということではないが、健康診断のつもりで」ということで、私のクリニックへ来られました。

「どこか、お具合が悪いところとか、困ったことはありませんか」とお尋ねすると、「特に具合が悪いところはありませんが、困ったことに私は幼少時から、野菜や果物が大嫌いで、おまけに塩辛や塩コンブ、漬物、メンタイコなどの塩辛いものが大好きなのです」とおっしゃいます。

西洋医学的な「生野菜や果物は、ビタミン、ミネラルがたくさん含まれているのでおおいに摂るべきで、塩分は血圧を上げるから控えるべし」という指導が、頭の中にこびりついているのでしょう。

「でも、そのような食生活で90歳までお元気で生きてこられたのですから、その食生活が正しかったということですよ。巷《ちまた》で言われる塩が悪いという一般論に惑わされる必要はないと存じますが」とお答えしました。

このお爺ちゃん、色白で、面長の端整な顔立ちをされ、フサフサとした白髪に光沢があり、いかにもご健康そうでした。

血圧、心電図、検尿をはじめ、血液検査にも、全く異常がありません。

漢方では、色白で、面長、白髪になるような体質を陰性体質（冷え症）と判断します。陰性体質の人は、本能的に塩分を好むのです。なぜなら、塩分は体を温めるからです。

人間は、体熱で体のあらゆる化学反応を営み、生命の灯《ひ》を燃やしています。それ故、どんな頑強な若者でも、冬山で遭難すると外傷を負わなくても死亡することがありますし、人間は、１日のうちで、体温・気温が最低になる午前3時から5時に死亡する確率が一番高いのです。１℃体温が下がると免疫力は30％以上低下することがわかっています。よって冷え症の人にとっては、塩分をしっかり摂り、体温を上げることこそ、健康長寿には大切なわけです。

偏食こそ、本能の健康維持反応

「肉が大好きで、野菜は嫌い」という人もいるし、「野菜や果物は大好きだが、肉や卵が苦手」という人もいます。

一般に、「バランスよく栄養を摂ろう」という考えが浸透していて、「何でも好き嫌いなく食べることが健康のためにはよい」とされています。

学校給食で牛乳が嫌いで残そうものなら、先生から、カルシウムが多くて栄養のある牛乳はしっかり飲むように、と叱られます。しかし、食物の好き嫌いは、それを食べる人の体質が病気を予防し、健康を維持・増進させるために発している本能的な反応と考えてよいのです。

人間には、動物に比べて顔、体格、性格など種々のバリエーションがあるのと同様に、食物の好みの違いがあるのは、むしろ当然なのです。

漢方医学では、世の中のすべての事象を陽と陰に分けて考えます。

陽とは、熱、乾、明、収縮で代表される状態で、陰とは、冷、湿、暗、拡張で表わされる状態です。宇宙の現象でいえば、太陽、夏、昼が陽であり、月、冬、夜が陰です。

体質では、体熱が高く、血色もよく、筋肉質で活動的、いつも朗らかで、積極的な生き方をする人が陽性体質で、逆に、冷え症で顔色も青白く、やせているか太っていても水太り、いつも悲観的で消極的な生き方をする人は、陰性体質とされています。男性は陽性体質が多いが、色白で長身、白髪になる傾向の人は陰性体質です。逆にずんぐりむっくり、高血圧の頭の禿《は》げた人は陽性が強い。女性はほとんど陰性と考えてよいでしょう。

いまの栄養学は、タンパク質の多いものや、ビタミン、ミネラルを多く含む食品を「栄養がある食べ物」と見なす分析学です。糖やタンパク質1gからは4kcalの熱（エネルギー）が出て、脂肪からは9kcalの熱が生じるとしているので、その食べ物のタンパク質や脂肪、糖分の含有量で、その食べ物を食べた時の体内でのエネルギー産生量を決めています。

しかし、それらを食べた場合、体を温める作用があるとか、逆に冷やす作用がある、という考え方はしません。ところが実際はどうでしょうか。たとえば、スイカを食べると明らかに体全体が冷えることを感じるし、生姜や味噌汁を食べると、体は温かくなります。漢方ではスイカ、キュウリ、トマトなど、食べると体を冷やす食物を「陰性食品」とし、味噌や醬油、塩、生姜など、食べると体が温まる食品を「陽性食品」として区別して、健康増進や病気治療の時の「食養」の大原則としています。

体熱が高く、〝暑がり〟傾向にある人が、野菜、果物、酢、牛乳、ビール、カレー、コーヒー、アイスクリームなど体を冷やす「陰性食品」を摂りたがる傾向があるのは当たり前だし、反対に冷え症の人が、塩気の効いた食物（味噌、醬油、メンタイコ、チリメンジャコ）、赤身の肉、卵、チーズ、魚・魚介類など、体を温めてくれる「陽性食品」を好んで食べるのは、当然なのです。

つまり、偏食こそ、体質を一番よい状態にもっていこうとする本能の健康維持反応なのです。よって、好き嫌いはおおいにあって結構なのです。

少食のすすめ

私の20年来の患者さんだったDさんは、東京の下町の大きな材木問屋の女将《おかみ》さんで、終戦後から約30年間は、自宅にたくさんの住み込みの職人をかかえ、まかないから身辺の世話まで大忙しの生活を送ってこられました。そのストレスからかキッチンドリンカーになり、徐々に肝臓を悪くされ、昭和60年頃には慢性肝炎から肝硬変に移行していきました。

平成5年頃からは、階段から誤って転げ落ちて頭部を打撲し、救急車で病院に運ばれたり、アルコールと睡眠薬を飲みすぎて意識が低下し、大学病院に運ばれたりと、何度も救急病院に運ばれる事故が相次ぎました。その度に、はじめてDさんを診察する入院先の医師は、その血液検査の結果を見るなり仰天して家族を呼び出し、「もう余命幾ばくもないので、家族の方々は面会しておいた方がよい」とか、「ここ2〜3日が山ですから、覚悟をしておくように」などと通告することが、幾度となくありました。

肝機能値のGOT、GPTの値が悪いのはもちろん、体の栄養状態を表わし寿命予知タンパクとさえいわれるアルブミン（タンパク質）も、正常人の半分くらいしかなく、赤血球数（貧血の検査）も半分ないしそれ以下。出血を止める血小板も、正常の5分の1以下なのですから、はじめてDさんを診察する医師がそう判断しても無理はありません。それに、平成8年頃からは腹水も随分とたまっていましたから。

こうした宣告を受ける度に三女のEさんが私のところに飛んできて、「先生、母は、今度はいよいよ駄目のようです」というようなことをおっしゃるので、「いえいえEさん、お母さんは、きっと今度も大丈夫ですよ」と自信をもって答えていました。すると、2〜3日たつとパッチリと目を覚まされ、1週間もたつと、涼しい顔をして自宅に戻ってこられるのです。

なぜ私が、Dさんの生命力＝免疫力がまだ十分にあると自信をもっていえたかというと、Dさんは極端な「少食」だからです。

大正14年生まれのDさんは、東京の裕福な家庭に「お嬢さま」として育ち、戦前から、当時の日本人があまり口にできなかった、肉や卵や牛乳、バターなどを食べておられたらしく、70歳を過ぎても、大好物は生ハム、サラミのソーセージ、パンにバターというような洋食で、野菜や味噌汁、魚といった従来の和食＝健康食はほとんどお食べにならないのです。

つまり、食べすぎると生活習慣病の元凶と悪物扱いにされている肉や乳製品を大好物とはいうものの、Dさんはほんとうに1口ないし2口ずつしか口にされないのです。Dさんは極端な少食なのです。

「有機栽培の野菜や果物しか食べない」「玄米食をしている」というような「健康おたく」の人でも、ガンをはじめ種々の病気を患って受診される方が少なくありません。

よって、30年の医師生活で気づいたことは、「たとえ『健康食』とされているものでも食べすぎれば病気になるし、生活習慣病の元凶と忌避されつつある肉や卵や乳製品も、少食にすれば健康を保てる」ということです。

それぞれの人にとって一番好きな食物は違うでしょうが、それを「美食」と呼ぶとすると、「美食少食」こそが健康にとって一番大切であると悟った次第です。

ところでDさんは、健診を受けた都内の有名病院で、若い医師が「便秘なので、念のため大腸の内視鏡検査を致しましょう」といって施行したところ、技術が未熟で内視鏡で腸の壁に穴をあけ、その結果、「腹膜炎」を併発。Dさんは緊急手術を受けられ、人工肛門を余儀なくされ、長く入院生活を強いられた結果、MRSAによる院内感染にかかられ、強い抗生物質の点滴注射により、腎臓を害され、腎不全でおしくも亡くなられました。77歳4ヶ月でした。

医療ミスによる腹膜炎↓手術さえされなかったら、「極・少食」により、まだまだお元気でいらっしゃるものと残念でなりません。

［解説］満腹になると低下する白血球の働き

「腹八分に病なし、腹十二分に医者足らず」という言い伝えがありますが、こうした昔の人々が経験を通して知り得た真理が、いま種々の実験で確かめられています。

１９８５年、ニューヨークのマウントサイナイ医大のR・グロス教授は「ある量の放射線を満腹ネズミに照射したところ１００％ガンにかかるが、腹五分（50％）程度の空腹ネズミは、雄15匹中１匹、雌29匹中９匹しか発ガンしなかった」ことを実験で証明しました。

種々の動物実験でも「満腹ネズミ」と「腹八分ネズミ」または「一日おきに断食させたネズミ」を比べると、後者の「少食ネズミ」が1・5～2倍長生きすること、「少食ネズミ」は、免疫力の主役であるTリンパ球の働きが格段に増強していることが確かめられています。

九州大学医学部の久保教授も「放っておけばSLE＝全身エリテマトーデス（自己

免疫疾患）を発症し、平均寿命10ヶ月のネズミの餌のカロリーを60％に抑えると、寿命が2倍になる」と発表されています。

「少食」が免疫力を高め、寿命を延ばすことは、人間においても同様です。

米国のエモリー大学病院のS・ハイムスフィールド博士も「平均年齢50歳で、同じ重症度の進行ガン患者100人を無作為に抽出して、A群の50人には病院の普通食を、B群の50人には、特別にタンパクや種々のビタミンなどの高栄養素を存分に加えたスープを普通食にプラスして与えたところ、A群の平均生存日数が300日だったのに対して、B群はわずか75日だった」という研究結果を発表しています。

スペインの養老院で、1800kcalの食事を毎日与えたグループと、1日おきに断食させたグループを比べてみたところ、後者の老人達が圧倒的に長生きした由。

免疫力というのは、つきつめていけば、白血球の力、つまり貪食力や殺菌力です。白血球は血液中を泳ぎ回っている単細胞生物で、一個一個独立して、意志をもって生活しています。

糖尿病患者のように、血液中の糖分が多すぎる（高血糖）と、白血球の貪食力、殺菌力は低下し、免疫力は減衰してきます。それは、糖尿病患者が、肺炎や結核などの細菌感染症をはじめ、ガン、心筋梗塞など、あらゆる病気にかかりやすくなることから明らかです。

糖尿病患者でなくても、甘いお菓子やアイスクリームなどをたくさん食べさせ、その前後に、白血球の貪食力や殺菌力を調べると、甘味をたくさん食べて血糖が上昇した時の方が、白血球の免疫力は低下します。

脳や筋肉の細胞と同じく、白血球のエネルギー源は糖分ですが、糖分をたくさん摂り入れすぎて満腹状態になった白血球は、バイ菌や異物を食べないということでしょう。

ちょうど、ライオンが草食動物を追っかけ回して倒し、腹一杯食べた後、ゴロンと横になると、目の前を草食動物が通っても見向きもしないのと同じなのです。白血球も１つの「生き物」なのですから。

だから、「満腹」すると白血球も満腹して、その貪食・殺菌力が低下して免疫力が落ち、あらゆる病気が発生するし、逆に「空腹」になると白血球も空腹なので、細菌やウイルスなどの病原菌やガン細胞などの異物を貪食・殺菌する力（免疫力）が促進されるわけです。

だから、我々は病気した時に食欲がなくなるのは、白血球の力を強めて病気を治そうとする反応と考えてよいでしょう。

野生の動物は、病気したり怪我したりすると、一切の食を断ち、じっとして動かず、ほとんどの病気を治してしまいます。

こうした「野生の動物」の自然治癒の方法を応用したのが、断食療法と言ってよいでしょう。最後に、６０００年前のエジプトのピラミッドの碑文に記してある名文を紹介します（英訳したもの）。

Man lives on 1/4 of what he eats, the other 3/4 lives on his doctor.
（人は食べる量の４分の１で生きている。残りの４分の３は医者が食べている）

「食べすぎると病気になる」ことをアイロニカルに表現したものでしょう。

確かに、我々現代文明人は食べ過ぎています。たいした運動もせず、さして空腹でもないのに、朝が来たから、昼になったから、夕食の時間だからと胃袋に物を詰め込んでいるのです。その結果、肥満、高脂血症（３２００万人）、脂肪肝、高血糖症＝糖尿病（１６００万人）、痛風などの栄養過剰病で悩んでいるのです。

既に説明したように、ガンも過食病の最たるものです。ＳＬＥをはじめとする免疫異常の病気も同様です。

病気を防ぎ病気を治すには、動物を見習うべきです。医師も看護師も病院も存在しない野生の世界で、１億年以上も連綿と生命をつないできているのですから。

少食に何を摂るべきか

「腹八分に病なし、腹十二分に医者足らず」なら、(十二分)－(八分)＝四分、つまり1日の食事の3分の1を減らせば、病気はたちまちなくなることを表わしています。

よって現代文明人は、「一食抜けば、病気にならない」ということになります。その一食は、「朝食」を抜くことが、生理的に一番適《かな》っています。「朝食は何が何でも食べなければ健康に悪い、1日のエネルギーが出ない」という考え方が支配的ですが、日本で一番力を出さなければいけない職業の人達＝力士は、朝ひと口も食べずに3～4時間の猛稽古に励みます。よって、「朝食べないと力が出ない」というのは、俗信といえます。

英語で朝食はbreakfast、つまりfast(断食)をbreak(やめる)することによって食べる食事という意味です。

断食された経験のある方は、先刻ご承知の通り、断食時は、吐く息がくさい、目やにや鼻汁が大量に出てくる、尿の色が濃い、黒い便（宿便）が出る、帯下《こしけ》が多くなる、発疹が出る等々の「排泄症状」のオン・パレードになってきます。

人体の生理現象には「吸収は排泄を阻害する」という鉄則があります。つまり、食べすぎるとそれを消化するために胃や小腸など上部消化官に血液が集中するため、排泄の臓器である大腸（直腸）や腎臓などへの血流が比較的少なくなり、排泄機能が低下する、という意味です。「逆もまた真なり」で、「吸収をさせないと排泄が促進される」のです。よって断食中は、排泄現象のオン・パレードになってくるのです。

誰しも夕食後、とくに睡眠中は物を食べないのですから排泄機能が促進し、起床時は、吐く息がくさい、目やにや鼻汁がたまっている、尿の色が濃いという排泄現象が旺盛なわけです。目糞、鼻糞、汗、尿、帯下など、ほとんどの排泄物は、血液中の汚れが外に出てきているのですから、朝は、排泄をよくして血液をキレイにし病気を防ごうとする自然治癒力が働いている時間帯、と考えてよいでしょう。

なぜなら、「万病一元、血液の汚れから生ず」と2000年も前から、東洋医学では言われているくらいなのですから。

朝は、排泄の時間であることを考えると、食べない方が健康によいわけです。

よって、「食べたくない人は食べない」「食べたい人でも、肥満、脂肪肝、高脂血症、高血糖（糖尿病）、痛風、高塩分血症＝高血圧などの〝食べすぎ病〟の人は、食べる必要はない」でしょう。なぜなら、栄養過剰の状態なのですから。

ただし、脳や筋肉の細胞はほぼ１００％、他の細胞も96％までは、そのエネルギー源を糖分だけに依存して生きています。

よって朝食は、胃腸に負担をかけず、糖分と、ついでに水分、それにビタミンやミネラルを補うものとして、紅茶に適量のすりおろし生姜（汁）と黒砂糖を入れて作る生姜紅茶を１～２杯飲むことを提唱し、多くの人の支持を得られたのが、「石原式プチ断食」でした。

ただ40歳もすぎて、体のあちこちにガタがきはじめたり、種々の生活習慣病に悩んでいる人は、人参2本、リンゴ1個からジューサー（ミキサーではない）で作る生ジュースを飲まれると更によいでしょう。

栄養過剰（タンパク質、脂肪、糖分は足りすぎている）の栄養失調（ビタミン、ミネラルが不足）病に悩んでいる現代文明人にとって、人参とリンゴには、約100種類のミネラル（鉄、亜鉛、カルシウムなど）と約30種類のビタミン（A、B群、C、D、Eなど）のすべてを含む上に、β-カロチンやケルセチンなどの薬効成分（ファイトケミカル＝植物性化学物質）も存分に含有しているのですから。

朝食を生姜紅茶、または人参・リンゴジュースのみで過ごすと、昼は、前日の夕食から何も食べずに16〜18時間の「プチ断食」をしたことになるので、断食後の一食目（補食の意味）にあたります。よって、消化もよく8種類の必須アミノ酸や、血管をしなやかにする植物性の脂肪、エネルギー源の糖分、ビタミンやミネラルも存分に含む、そば（トロロ、ワカメ、ザルなど何でも可）を食べるとよいでしょう。それに、体を温めてくれる七味唐辛子やネギなどの薬味を存分にふりかけて食べると更に効果的です。そばにあきてきたら、具だくさんのうどんに七味唐辛子とネギをたくさんふりかけて食べたり、ピザやパスタにタバスコ（唐辛子に含まれるカプサイシンが体を温める）を存分にふりかけて食べるとか、普通食なら、腹八分にというような食事をするとよいでしょう。

そして、夕食。これは、朝のプチ断食、昼の補食をすませたのですから、アルコールも含めて何を食べてもよいというのが、「石原式プチ断食」です。

夕食は、何を食べてもよいのですから、減食によるストレスを感じずにすみ、それ故に、ほとんどの人が難なく続けられるようです。

このプチ断食により、1ヶ月で3〜5kgぐらいの減量に成功される人はザラですし、中には、半年で22kgやせたという人もいらっしゃいます。それは、このプチ断食により、大・小便の出がよくなる、発汗がよくなるなど、排泄がよくなるからです。排泄がよくなると、血液も浄化されるので、種々の病気や症状が改善してくることも多いようです。拙著『朝食を抜くと病気にならない』(幻冬舎)を読まれた読者から、「肩こりや頭痛が治った」「リウマチの痛みが軽減した」「喘息の発作が軽くなった」「血圧が下がった」「肝機能値が改善した」「糖尿病がよくなった」「脂肪肝や高脂血症がよくなった」「生理不順や生理痛が改善した」「肌がキレイになった」等々の手紙をたくさんいただきましたが、こうした喜びの手紙をいただく時は当方もとてもうれしく、

「医者冥利」にひたることができます。

はじめは、このプチ断食をすることにより、空腹を感じられる人も少しはいらっしゃいます。その時は、黒砂糖（またはハチミツ）入りの生姜紅茶を飲むとよいでしょう。または、黒砂糖やチョコレートをかじってもよいのです。

空腹感、満腹感は、胃の中の食物の量で決まるのではなく、血液中の糖分（血糖）の多寡で決まります。血糖が上昇すると脳の満腹中枢を刺激して満腹になり、血糖が下降すると、同じく空腹中枢を刺激して空腹になるのです。

空腹になった時、ご飯やパンやラーメンなどを食べると、そうした炭水化物が胃腸で消化されて血糖になるまで小1時間かかるため、その間はいくらでも食べていられます。約1時間後に血糖が上昇し満腹を始じ感める頃には、胃袋の中には食べすぎた食物がすでに多量入っており、結局は肥満につながっていくわけです。

しかし空腹時に、黒砂糖入りの生姜紅茶や、黒砂糖またはチョコレートを口にするとすぐに吸収され、1分で血糖が上昇するので、空腹感がピタリと止まり、食べすぎをしなくてすむのです。

石原式プチ断食メニュー

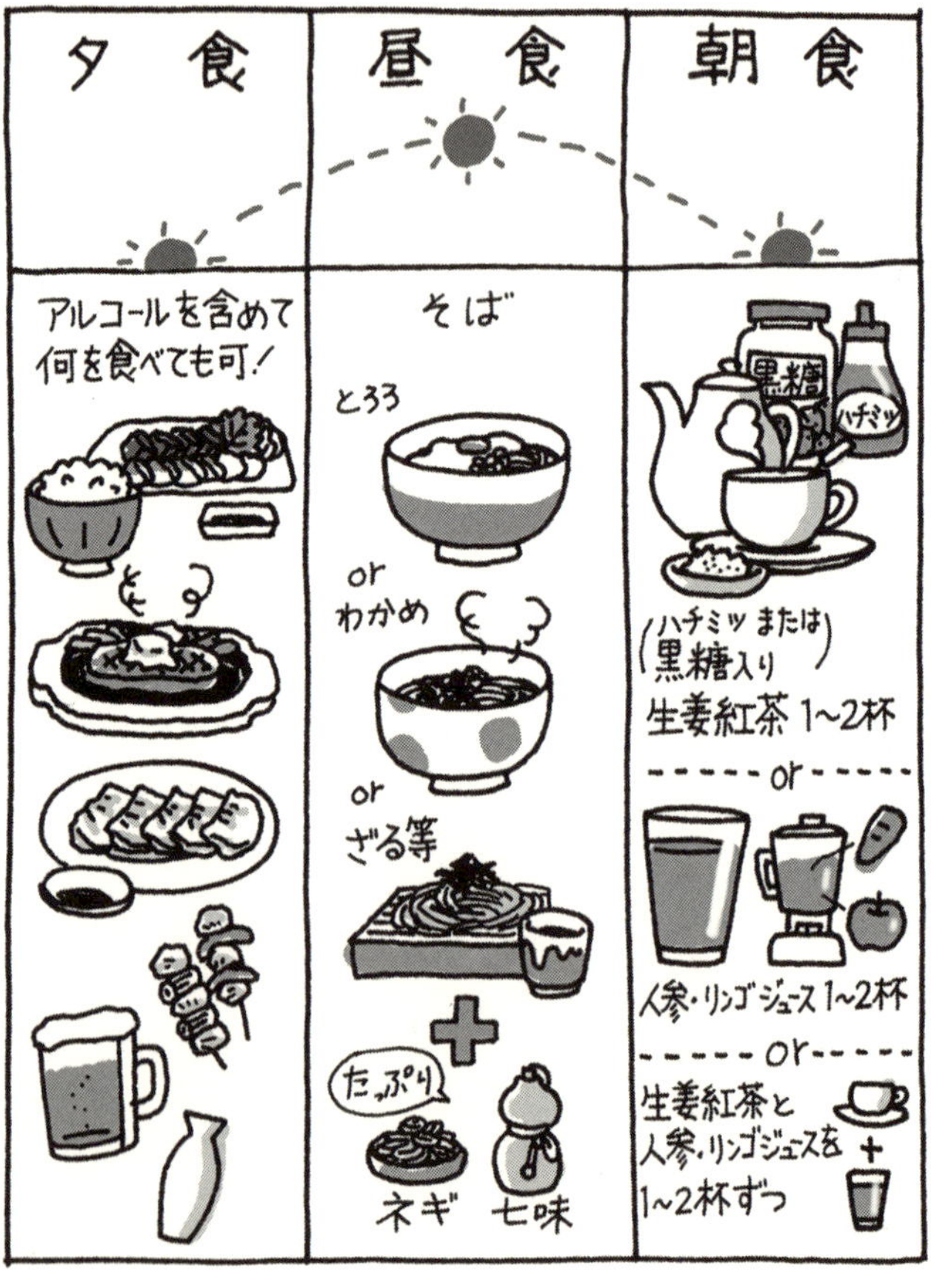
夕食
昼食
朝食
アルコールを含めて
何を食べても可！
そば
とろろ
or
わかめ
or
ざる等
たっぷり
ネギ
七味
黒糖
ハチミツ
（ハチミツまたは
黒糖入り）
生姜紅茶 1～2杯
or
人参・リンゴジュース 1～2杯
or
生姜紅茶と
人参・リンゴジュースを
1～2杯ずつ

発疹は健康回復への兆し

Ｆさんは70歳の時、盲腸（虫垂炎）の手術の後１ヶ月くらいしてから、猛烈なアトピー性皮ふ炎にかかられました。全身が真っ赤に腫れ上がり、黄金色のくさい液体が排泄し、皮ふもベロベロと剝《は》がれ落ち、まるで全身が火傷による重症の皮ふ炎のようでした。はじめ、小生の東京のクリニックに家族に付き添われて来院されましたが、私じゃとても手に負えないと判断し、もっと設備の整ったクリニックをやっている友人の医師に紹介しました。その医師も、脈をとるなり、「私のところでは治療は無理です。もっと大きな病院に行って下さい」と言って、大学病院を紹介してくれたそうですが、「入院するのは嫌だ」と、Ｆさん自身が言い張り、何とそのまま、私がやっている伊豆の保養所に車でやってこられたのです。私の保養所は、玄米食を食べたり、人参・リンゴジュース断食をしたり、自然の中を散歩したりして、各自が自分自身の力で健康を増進するために建てた施設です。

そこに、重症の状態でFさんは転がるように入ってこられたのです。顔も腫れ上がり、目や鼻の区別もつかない程です。全身から黄金色の悪臭の強い滲出液が多量排出していました。また、40℃近い高熱が何日も続き、意識もなくなる始末です。当然、口にするのは、人参・リンゴジュースと生姜湯くらいです。

この状態が約一週間続いたでしょうか。全身の腫れと赤味が少しずつ引いていき、臭い汁も出なくなり、顔もふつうに戻ってきました。ほとんど出ていなかった尿も出はじめ、少しずつ玄米の重湯やお粥も食べられるようになってきたのです。

約1ヶ月、保養所に滞在して帰られる頃にはほぼ正常になり、Fさんはこんなにハンサムだったのだなあと思われるくらいに、顔をはじめ全身がキレイになられました。アトピー性皮ふ炎に羅患された結果、血液中や体内の老廃物から由来する汚れた汁が全身の皮ふから出ていったお陰で血液が浄化されたのでしょう、これまでの持病の高血圧、狭心症、痔、糖尿病、胃腸病などが、すべて雲散霧消してしまったのです。

「万病一元、血液の汚れから生ず」を実感した次第です。

Fさんは頗る元気になられ現在、80歳を越えても健康に暮らしておられます。

中世ヨーロッパの薬チョコレート

私がスイスに在住した頃、何かと世話になっていたローザンヌ近くの村にあるラメレ家の人々を、先日久しぶりに訪ねてみました。

4半世紀も前に当時70歳だったマドレーヌ婆さんが94歳で、かくしゃくとして元気、そのお嬢さんのカトリーヌさんも74歳で、今でもボランティアの仕事を週3～4回やるために外出しているくらいに超健康、そして、当時27歳で、私とは一番年が近かったマリーさんも、当時の美貌は失せたものの51歳でこの家の主婦として毎日、ハードワークをこなしておられます。マリーさんは3人の子供さんがいて、それぞれ成人して独立しジュネーブで仕事をされている由。

何せ25年ぶりに、小生がひょっこり訪ねたものだから、大歓迎を受け、昔話に花が咲き、時間のたつのも忘れ、サヨナラの挨拶をして、タクシーでホテルに帰ったのは夜中の12時を過ぎていました。

皆さん、何の生活習慣病もなく、とても健康でいらっしゃったので、「皆さんの健康の秘訣は何ですか」と尋ねると、マドレーヌ婆さんが、「一般のスイス人と同じような生活をし、同じような食事をしているので、特に健康の秘訣が何かは、わかりません。

しかし、強いて答えを探すとすれば、ラメレ家の女性は、3代にわたりチョコレートが大好きで、オヤツの時間には毎日食べ、昼食時に食欲のない時にも、紅茶かハーブティとチョコレートだけを食べることもあります」とのこと。

確かに中世ヨーロッパでは、ココア（チョコレート）は、「薬」として使われていたし、世界で最初にチョコレートを作った国であるスイスの人々は、チョコレートを健康に役立つ「薬」として考えているフシもあるようです。

〔解説〕殺菌作用のあるカカオポリフェノール

埼玉医科大学の高度救命救急センターでは、重症患者の治療にココアが使われています。

これは、埼玉医大に搬送されてきたある外傷患者の傷口がなかなかふさがらず、細菌感染症も併発しており、全く食欲がなかったので、医師がサジを投げかけて「好きなものがもしあるなら、何でもよいので食べて下さい」と言ったところ、その重症患者は朝な夕なに、チョコレートをひたすら食べはじめたそうです。すると、「みるみる傷口がふさがり、無事退院できた」（1998年）という事実から、同医大では、食欲のない患者にチョコレートと原料が同じココアを食べさせて、体力をつけ、回復を図っているとのこと。

セオブロマ・カカオ（カカオ樹）という木になる実（カカオ・ビーンズ）をすり潰し、種々の香料を混ぜて水で溶いたものを古代マヤ人達は強壮・強精剤として愛用していました。

現代のココアは、カカオ・ビーンズを炒って、種皮と胚芽を取り去った後に残るニブ（胚乳）を摩砕し、圧搾した時にできるココアバターの一部を除去して粉末にしたものです。

カカオは、1519年、アステカ王国を滅ぼしたコルテスが母国スペインに持ち帰り、やがて欧州全体に広まっていきますが、このココアから、1876年にスイスで初めてチョコレート（板チョコ）が作られました。

ミルクチョコレートは100g中に、55・3kcal、タンパク質＝8・5g、脂肪＝33・3g、糖＝54・4gを含む高タンパク、高脂肪、高糖質、高カロリー食品です。高脂肪といっても脂肪は植物性の脂肪なので、逆に高脂血症を防ぐ働きがあります。

ビタミンA、B群、Eなどのビタミン類、カルシウム、鉄、カリウム、マグネシウムなどのミネラル類も豊富に含まれており、特に「セックス・ミネラル」と呼ばれる亜鉛の含有量の多さは、特筆に値します。

コルテスは「カカオを一杯飲むと、人は一日中歩き続けることができる」と言っていますが、古代マヤ人が強壮・強精剤として愛用していたことがよくわかろうというものです。

また、食物繊維の一種のリグニンは、腸内の有用菌のビフィズス菌や乳酸菌などを育て、整腸作用を促して便秘を防ぎ、余分のコレステロール、脂肪、糖分、発ガン物質などを大便とともに排泄し、高脂血症、糖尿病、ガンの予防に役立ちます。

更に、カカオポリフェノールはＯ－１５７などの食中毒菌の殺菌、胃潰瘍や胃ガンの原因と目されているピロリ菌の殺菌をすることもわかっています。チョコレートの消費量が多い国ほど胃ガンが少ない、と言われる所以でしょう。

インフルエンザ菌に対しても抗菌的に働きます。その上、その抗酸化作用が、免疫力を高める作用もあります。

アレルギー反応の原因物質である「ヒスタミン」の働きを抑えたり、悪玉コレステロールの酸化を防いで、動脈硬化を抑える作用もあります。

かくの如く、滋養強壮作用が抜群であるため、冬山で遭難して救助された人が「毎日、チョコレートと水で飢えをしのいだ」という言葉を口にするのも、うなずけるわけです。

2月14日のバレンタインデーに、女性が男性にチョコレートを贈る習慣がすっかり定着しましたが、それは女性が「チョコレートが高栄養で、強壮・強精、ひいては催淫作用を有し、心身の情熱を燃やす食べ物である」ことを本能的に知っているからかもしれません。

こうしたチョコレートの効能の恩恵に浴するためには、一日約50g、板チョコで半分～1枚、ココアなら1日1～2杯が適量です。

驚くべき健康パワー、アロエハチミツ汁

私が大学を卒業して医師になりたての約30年前に、人間ドックに年2回くらい病院を受診されていたGさんは168cmで87kgの肥満体でした。ちょうどその彼が77歳の頃から、「肥満は高血圧、心臓病、糖尿病、ガンなどの生活習慣病の温床になるから、なるべく減量して標準体重にするように」というような指導がなされはじめたと記憶しています。

第二次大戦の戦中、戦後は、食糧難であったため、栄養失調の人が続出し、戦後、ようやく、食糧事情が少しずつよくなってくると共に、欧米人の体格に追いつけ、追い越せとばかりに、「ご飯はしっかり、肉、卵、糖、バターなどの高栄養食品もなるべく多く食べよう」というのが、当時の一般の人々の教えでした。よって、今で言う肥満体の人は、「恰幅のよい人」という表現が用いられ、会社の社長さんなど、裕福な人に対する憧れの言葉でもあったのです。

Gさんも会社の社長さんでした。私は、当時最新のデータをGさんに見せながら、減量がいかに大切かを説いたものでした。

しかし、Gさんの健診の結果は、超肥満であるに拘らず、血圧、尿検、肝機能、腎機能の検査はすべて正常、高脂血圧や糖尿病も存名しません。

「健康に気をつけていることは何ですか」とお尋ねしても、食生活や運動に気を遣っているということもないようなのです。ただ1つだけ、20年以上続けている健康法が「10㎝前後のアロエをすりおろして布巾でしぼり、それにハチミツを適量加えて、お猪口1杯飲む」ということです。

87kgの巨体に、お猪口一杯のアロエハチミツ汁は、如何にも、量的には少ないように思えますが、実はアロエとハチミツには、驚くべき健康パワーがあるのです。

Gさんは、その後もアロエハチミツ汁を飲み続けられ、その巨体は維持されたまま、10年後の88歳の米寿の時、ほんの2~3日患われただけで、眠るような大往生を遂げられました。

［解説］万病の妙薬アロエ

アロエ（Aloe）は、アフリカの原産でアラビア語で「苦味のある」という意味のとおりに、とても苦い味のする植物です。しかし、「良薬は口に苦し」のたとえ通り、別名「医者いらず」と言われるくらいに、種々の効能があります。

すでに紀元前4世紀に、アレキサンダー大王はその効能を実感し、アロエを栽培していたとのこと。日本では、鎌倉時代あたりから、「万病の妙薬」として、胃腸病や便秘に「内服薬」として、また、切り傷、腫れ物、火傷、湿疹、ニキビなどに「外用薬」として用いられてきました。ふつう、我々が用いるアロエはキダチアロエで、100種類以上の成分が見つかっており、種々の薬効があります。

①緩下作用……アロイン

含有成分のアロインが腸内細菌に働きかけ、その代謝産物による腸壁の刺激作用

②抗潰瘍作用……アロエウルシン

潰瘍の発生を抑える他、細胞や組織の再生、蘇生を促す。よって、火傷にも有効。

③抗炎症、抗アレルギー作用……アロエニン、アロエエモジン、バルバロイン、ブラジキニン

炎症やアレルギーを鎮める。

④循環促進作用……アロエエモジン

血行をよくし、高血圧や心臓病に効く。

⑤苦味健胃作用

胃炎や食欲不振に効く。

⑥血糖降下作用……アルボラン
インスリンの分泌を促して、糖尿病の予防・改善に。

⑦解毒・殺菌作用……アロエチン
殺菌、抗真菌（カビ）作用の他にも、肝臓の働きを強くし、アルコールの分解を促進（二日酔いを防ぐ）する。

⑧皮ふに対する作用……リンゴ酸、酒石酸、ビタミンB_1・B_6・B_{12}
美肌作用や皮ふの不老化作用を発揮し、乾性皮ふや脂溶性湿疹にも奏効する。

⑨放射線による皮ふ障害に対する防御作用

⑩抗ガン作用……アロミチン、アロエマンナン、アクロチンA
白血球を活性化し、免疫力を高めて、抗ガン作用を発揮する。

［解説］　乳酸菌の成長を助けるハチミツ

ハチミツは、種々の栄養分の成分のバランスがとれている他、神秘的な作用も併せもっているようです。

アメリカ東北部の州のバーモントには、昔から長寿の人が多く、その要因は「リンゴ酢にハミチツを入れて飲む」習慣であると考えられていました。当地のジャービス医師は、「ハチミツにはカリウムが大量に含まれており、これが細菌類から水分を奪うことにより、その増殖を防止する」と述べています。

ハチが花の蜜を集めて巣にもち帰り、それを保存するために、水分を蒸発させて約20％の水分量にまで濃縮させますが、その時に、ハチのだ液から分泌される酵素によりpH（ペーハー）が低下するのと同時に、過酸化水素が生成されて、強力な殺菌効果が生まれてきます。よってＯ－１５７などの食中毒菌、ストレプトコッカス・ミュータンスなどの虫歯菌に対して強力な殺菌作用を発揮するのです。

また、ハチミツには、パントテン酸やコリンなどのビタミンB類が多く含まれるため、腸内の有用菌であるビフィズス菌や乳酸菌の成長を助け、整腸作用を促し、腸内の免疫細胞を刺激し、免疫力を増強させます。

ハチミツの糖分は、果糖36%とブドウ糖35%でできており、砂糖より甘味が強いので、甘党の人でも摂取が少なくてすみ、低カロリーですむという利点があります。

また、果糖はブドウ糖に比べて吸収速度が半分以下なので、「血糖調節作用がある」と、元シカゴ大学のシュルツ教授は述べています。

ドイツにおける年間の平均のガン罹患率に比べ、養蜂家は6分の1以下にすぎないので、ハチミツには抗ガン作用があるのではないかと目されていますが、カナダのタウンゼント博士は、10ヒドロキシデセン酸という物質に制ガン作用があるのではないか、という結論を出しています。

ハチミツにビタミンB_1、B_2、C、パントテン酸などのビタミンや、カルシウム、カリウム、鉄、亜鉛などのミネラルが豊富に含まれているのは、ハチが蜜の採取中に花粉を一緒に取り込むことにあります。

花粉は生殖細胞ですから、生殖力の強化＝免疫力の促進をする作用があり、老化の防止や、とくに前立腺の障害（前立腺肥大や前立腺ガン）の予防や改善に役立つことがわかっています。

無病息災の茶道の先生

私のクリニックに年2～3回健康診断に来られる93歳のHさんと70歳のIさんは、姑と嫁の関係ですがとても仲が良く、「いつも喧嘩ばかりしている」とおっしゃってはばかりません。ご高齢であるにもかかわらず持病もなく、常用薬もありません。

「ご健康の秘訣は何ですか」とお尋ねすると、「いつも喧嘩ばかりして、腹の中のものはお互いに吐き出しているからストレスがないのでしょう」とおっしゃいますが、確かに、姑と嫁が同じ屋根の下に2人だけで住んでいらっしゃるのですから、思うことは言い合ってストレスを発散することは、健康のためにはよいことでしょう。しかしそれだけでは、とても無病息災でこの年齢までいられるはずはありません。

実は、このお2人、茶道の教授をやっておられ、たくさんのお弟子さん達に、週4～5日は茶の湯を教えておられるのです。

よってHさんは70年以上、Iさんも50年以上も、ほとんど毎日お茶を存分に飲んでこられたことになります。

私は、お2人の喫茶の習慣にこそ健康長寿の秘密があるものと確信しております。

余談ですが、Hさんのご子息と結婚されたのがIさんですが、このご子息は40年も前に女を作って家を出、その後、家に残ったIさんと姑のHさんは、口喧嘩はしながらも仲よく2人で40年以上も一緒に住んでおられる由。

［解説］　細菌類を殺すカテキン

お茶は、ツバキ科の茶 camellia sinensis の葉で、中国では5000年も前から「薬」として用いられていました。

日本へは、奈良時代の遣唐使が最初に伝えたとされていますが、禅宗の臨済宗を開いた栄西禅師も1193年（鎌倉時代）に、『喫茶養生記』を著し、「茶は養生の仙薬であり、喫茶は延命の妙術なり」「唐医曰く、〝もし茶を喫せざる人は、諸薬の効を失ない、痾《やまい》を治することは得ず〟と。心臓弱きが故なり。ねがわくは、末代の良医、之を悉《つまび》らかにせよ」などと、茶の健康効果を強調しています。

江戸時代の民間療法について述べてある『経験千万』には「赤子股タダレタルニ、挽茶ノ粉ツケテヨシ」とあるし、同じく『和方一万方』にも「火傷に挽茶をおはぐろで練ってつけよ」とあります。

また当時から、「茶は酒毒を消す」「酔いざめの茶」などとも言われ、茶に抗真菌

（カビ）作用や、細胞・組織再生の賦活作用、それに、解毒作用や強肝作用があることを示唆しています。

もともと、茶に含まれる主要薬効成分は、カフェインとテオフィリンで、カフェインには強心利尿作用があり、テオフィリンは気管支の平滑筋を弛緩させ喘息に効く、とされてきました。喘息の特効薬のテオフィリンのテオは tea の意味で、もともとは、お茶から抽出していましたが、今は化学合成されています。

ここ数年の間に、お茶の薬効を有名にしたのがカテキンです。これは、昭和大学医学部細菌学教室の島村忠勝教授が、お茶が細菌類を殺す作用があることを発見され、その成分のフラバン3オルス（ポリフェノール構造をもつフラボノイド）に対して、「菌に勝て」という意味を込めて「カテキン」と命名されたのです。

カテキン（渋み）以外のお茶の成分は、テアニン（旨み）、カフェイン（苦み）、糖、アミノ酸、スターチ、デキストラン、食物繊維、β-カロチン、ビタミンB類、C、E、フッ素、亜鉛、ナトリウム、カリウム、セレニウムなどのミネラルです。

島村教授は、お茶を「多機能性生体防御物質」とされ、次のような作用があることを、実験で確かめられています。

①抗菌・殺菌作用

コレラ菌、黄色ブドウ球菌・サルモネラ菌、O－157などの食中毒菌、赤痢菌、マイコプラズマ（肺炎の原因菌）や院内感染の病原菌として有名なMRSA、真菌（カビ）を殺す。

②抗ウイルス作用

インフルエンザウイルス、エイズウイルス、ヘルペスウイルス、ポリオウイルスなどの感染、増殖を抑える。

③抗毒素作用

コレラ毒素、腸炎ビブリオ耐熱性溶血毒、ブドウ球菌アルファー毒素、百日咳毒素、ベロ毒素（O－157菌の）などの毒を消す。

④免疫力増強

リンパ球のB細胞を増殖させ抗体の産生を促す。

⑤抗生物質の作用を増強

②については、通常では細胞にインフルエンザウイルスを作用させると、細胞は死滅してしまうが、ウイルスにお茶を混ぜて作用させると、細胞はウイルスに感染しないことがわかったとのこと。

ウイルスの表面には無数の突起があり、この突起で細胞に付着し、その細胞の中に入っていって増殖し、次々と他の細胞に移っていくことが「感染」ですが、カテキンはウイルスの突起におおいかぶさり、細胞に付着するのを防いでくれるのです。

インフルエンザワクチンは、インフルエンザのA型ならA型だけ、B型ならB型だけに効くが、カテキンは、A型にもB型にも効く、しかも、副作用「0」という理想的な「薬」です。

ふつうのお茶を4〜5倍にうすめてうがいするだけで、市販のうがい薬より断然効果があるというのだから、重宝なものです。

島村教授のご研究に端を発し、いま日本はおろか世界の種々の国から、お茶の効能についての研究発表が相ついでいます。

浜松医療センターの山田正美消化器科医長が28人のピロリ菌保菌者に、カテキン100mg入りのカプセルを1日7回投与したところ、「18人の保菌者で完全に除菌または菌の活性の低下がみられた」とのこと。

こうした研究を裏付ける事実として、「お茶どころの静岡県中川根町では、1日1人平均10杯のお茶を飲んでおり、胃ガンでの死亡率が全国平均と比べて、男性の場合5分の1、女性の場合3分の1と極めて低い」ということがわかっています。

同じく、米国のUCLA（カリフォルニア大・ロサンゼルス校）医学部のズオフェン・ジャン教授は、1000人の被検者を調べ、緑茶を1日1〜3杯飲む人は、飲まない人に比べ、胃ガンのリスクが30％低く、3杯以上飲む人は、同じく61％も低いことを疫学調査で証明しています。同教授は「緑茶には、胃ガンに進展する可能性のある胃の炎症を防ぐ効果がある」と述べています。

米国ジョージア医大・歯学部のS・スー助教授も「口腔ガン患者に緑茶を1日5杯飲ませるとガン細胞が死滅する」と発表しています。上海大学の調査でも「緑茶をよく飲む地域には、食道ガンの発生が少ない」ことが明らかになっています。

また、米国のハーバード大学のJ・ブコウスキー博士は、「11人の被検者に、毎日5杯以上の緑茶を飲ませ続けたところ、数ヶ月後には、血液中のインターフェロンの量が5倍にも増加した」ことを発見し、これは「緑茶やウーロン茶に含まれるL－テアニンが肝臓でエシラミンに変化し、血液中のT細胞を活性化した」ためだと結論しています。

この他、緑茶にはビタミンCが含まれており、ヨーロッパ人が長年悩み続けた壊血病（出血と感染を起こす）が、日本の歴史上ほとんど存在しなかったのは、日本に喫茶の習慣があったからだというのが定説です。ビタミンCは、白血球の働きを賦活して免疫力を増強したり、また、副腎皮質の働きを助けて、ストレスに対抗する力を高める作用があります。

かくの如く、緑茶はまさに「結構けだらけ」の優れものですが、漢方的に言うと1つの欠点があります。お茶は、インドという熱帯の原産で、緑色をしているため、体を冷やす陰性食品なのです。よく、リウマチの患者さんに、「あなたは、お茶や果物が好きでしょう」と尋ねるとほとんど例外なく、「えっ、どうしてわかるのですか。お茶も果物も大好きです」と答えます。

果物は、ビタミンやミネラルを豊富に含む健康食品ですし、緑茶もこれまで述べたように超健康食品ではありますが、あまり体を動かさない人が、たくさん摂りすぎると「体を冷やす」という欠点があるのです。関節痛、筋肉痛、頭痛などの痛みの病気は、寒い日や雨（水＝湿気）の日は痛みが増し、湿度の低い快晴の日や、入浴することにより体を温めると軽減するように、「冷え」と「水」で増悪し、「温める」と改善するわけです。

よって、これまで述べた緑茶の甚大なる効能に浴するためにも、日頃体をよく動かすこと、また入浴やサウナ浴などで、体をしっかり温めることが大切です。

その点、紅茶は、緑茶に含まれる酸化酵素の働きで発酵されて熱が加わり、陽性の「赤」色に変化しているので、体を温める飲み物に変化しています。ヨーロッパの人々は、寒い気候の中に住んでいる故、ビタミンCを含んで、壊血病を防げるはずの緑茶は飲まず、紅茶しか飲まないのです。

紅茶の「赤色」は、発酵の段階で、カテキンが2つ結びついてできた「テアフラビン」が醸し出す色です。

テアフラビンは、「体内に侵入して、細胞に感染を起こしているインフルエンザウイルスを殺す作用がある」ことがわかっています。よって、紅茶でうがいをし、紅茶を毎日飲むと、インフルエンザの予防や治療になるのです。

米国イリノイ大学（歯周病学のクリスティン・ウー教授）とスウェーデンのイエーテボリ大学の共同研究で、「1回30秒〜1分間、1日5〜10回、紅茶で口をゆすぐと、ゆすぐ時間や、回数が多いほど、虫歯になる確率が低い」ことがわかりました。

ウー教授は、「紅茶には、口内にいるストレプトコッカス・ミュータンスという虫歯菌の成長を止め、歯垢を歯に付着させる効果のある粘着性物質を減少させる作用がある」からだ、と述べています。

オランダの国立公衆衛生研究所のケリ博士は、50歳から60歳の男性５５２人を15年間追跡調査したところ、「紅茶を１日平均４・７杯飲む人は、２・６杯飲む人より脳卒中の発症が69％も少ない」ことをつきとめ、「紅茶には活性酸素を除去するフラボノイドが多く含まれ、ＬＤＬ（悪玉コレステロール）の有害作用を抑える」からだと述べています。

寿司屋には、「アガリ（緑茶）」と「ガリ（生姜）」はつきものですが、冷蔵庫のなかった江戸時代に食べられるようになった寿司は、ネタによる万一の食中毒を防ぐために、「ガリ」と「アガリ」を一緒に摂るようになったというのが真相でしょう。ガリにもアガリにも殺菌作用がありますから。

お茶の効能については、十二分に述べてまいりましたが、ついでに生姜の効能についても述べます。

生姜には辛味成分のジンゲロン、ジンゲロール、ショーガオールの他、約４００種類の成分が含まれています。我々が使う医療用の漢方薬150種類のうち70％までに生姜が含まれており、「生姜なしには漢方は成り立たない」といわれているほどなのです。

英語の ginger を辞書で引くと（名詞）生姜、意気、軒高、元気、気骨、ぴりっとしたところ（動詞）生姜で味をつける、元気づける、活気づける、鼓舞する、とあります。

14世紀にロンドンでペストが流行し、3分の1のロンドン市民が死亡しましたが、生姜を食べている人は死ななかったことがわかり、当時の王ヘンリー8世が、イギリス人はもっと生姜を摂るようにと、ginger bread（生姜パン＝現在も存在）を作らせたというエピソードがあります。かくの如く、イギリス人も、生姜の効能を知っていたからこそ、ginger にこのような意味があるのでしょう。

最近の薬理学の文献を整理して、生姜の効能を列挙してみると、

①体温を上げる

②免疫力を高める
③発汗・去痰作用
④鎮咳作用
⑤解熱作用
⑥鎮痛・消炎作用
⑦血栓防止（血液凝固抑制）作用
⑧強心作用
⑨消化・吸収促進作用
⑩抗潰瘍作用
⑪鎮吐作用
⑫抗菌・抗ウイルス・抗真菌作用
⑬「めまい」防止作用
⑭血中コレステロール低下作用
⑮生殖機能の改善

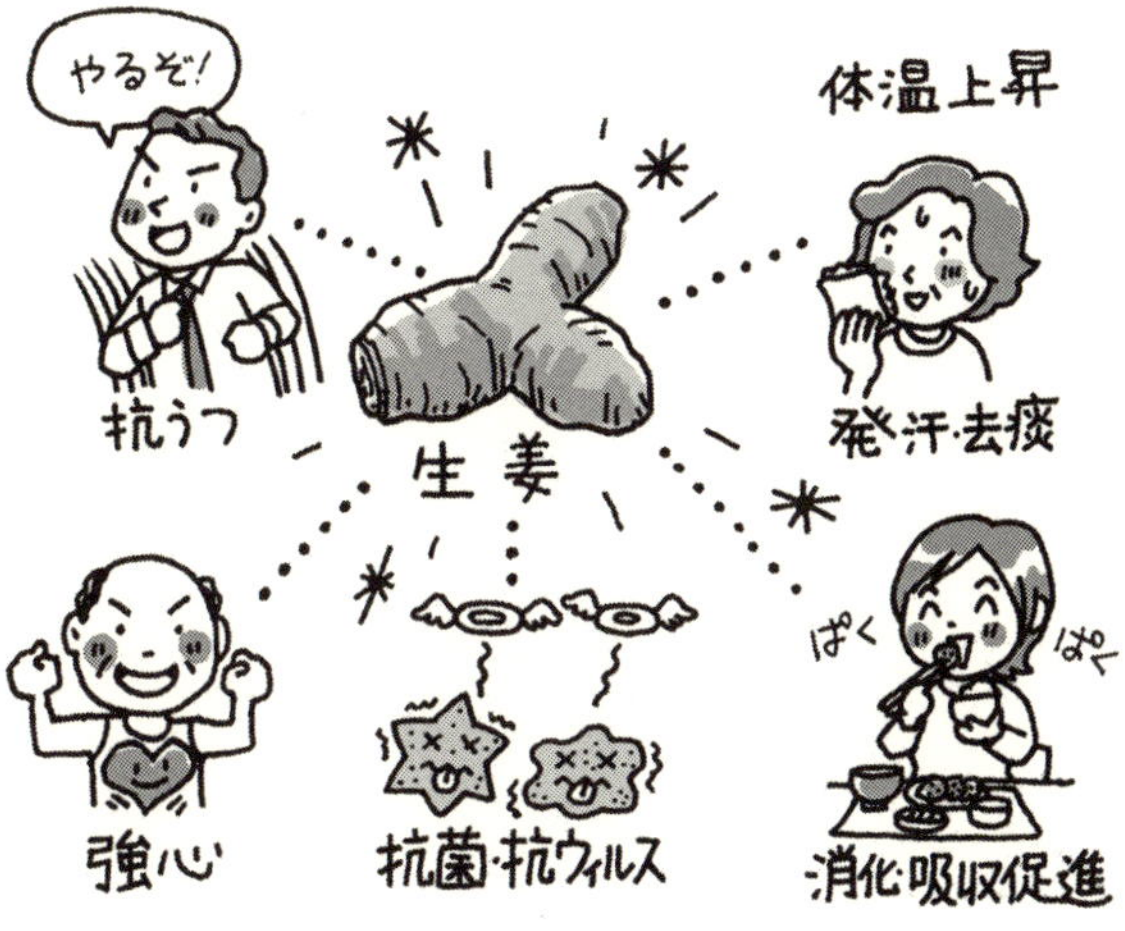

⑯抗うつ作用
⑰解毒促進作用

などがあります。

この生姜と紅茶と黒砂糖から作る生姜紅茶を毎日2〜5杯程度飲むと、体が温まり、尿や大便の出がよくなり、種々の体調不良が改善します。

ここ4〜5年、健康雑誌や単行本で、私が提唱するこの生姜紅茶が紹介され、それを愛飲した読者から、

「尿が大量に出るようになり、むくみがとれた」
「体が温まり、リウマチの痛みが軽減した」
「便秘が解消して大便がスッキリ出るようになり、お腹の膨満感がとれた」
「喘息の発作の回数が減った」
「6ヶ月で22kgやせた」
「生理不順や生理痛がよくなった」

「風邪を引かなくなった」

「肝機能値が改善した」

など、喜びの手紙を数百通もいただいたものです。

熱い紅茶に、ご自分が一番おいしいと思う量のすりおろし生姜（または生姜汁のみ）と黒砂糖（またはハチミツ）を入れて作るとよいでしょう。

「滅茶滅茶」とは、「お茶がない生活など考えられない＝とんでもない」ということを表わしています。

お茶の恩恵にあずかりながら、茶寿（１０８歳・廿〈二十〉＋八十八＝茶＝１０８より）まで長生きしたいものです。

第3章

*

この気持ちが「免疫力」を高める

*

「熱」が免疫力を高める

拙宅の最寄りの駅で、毎朝出勤の時出会う快活なオジさん（Jさん）と、「おはようございます」と挨拶しているうちに電車の中で話すようになりました。

小生が、月に一回くらい出ているテレビの健康番組をよくご覧になっているとのことで、「先生、この間の話は面白かったよ」などという他愛のない会話を交わしていましたが、この間、何かの話の中で、Jさんのご年齢を聞いてびっくり。昨年、古稀を迎えられたとのこと。

しなやかな手足の動き、顔の表情などから見て60歳そこそこにしか見えません。「お仕事は何ですか」と尋ねてみると、ホテルでボイラーマンの仕事をやられている由。「火」と対面しての仕事ですから毎日大量の発汗をし、1日に何回も下着を換える必要があるとのこと。

このJさんで思い出したのが、20年来私のクリニックに年に数回、健診を受けにやって来られるKさん。Kさんも、70歳まではボイラーマンをやっておられたが、80歳の今日でも、20年前の60歳の時と体型や表情、血圧や血液検査の数値が全く変わっていません。

また、私の患者さんLさんの御主人に、91歳の方がいらっしゃいます。Lさんに、「御主人の健康長寿の秘訣は何ですか」と尋ねても、「うーん」と考え込まれるだけなのです。「運動をよくされますか」「いいえ、家で、本を読んでばかりです」「食事に気をつけられたり、特に腹八分を守られたりしますか」「いいえ、特に食事のことは気をつけていませんし、どちらかと言うと健啖の方です」

全く、健康長寿の要因がつかめません。「平熱が高いのでしょう」と尋ねると、「平熱は35℃台です。でも寒がりですから、毎日、朝・夕の2回、私どもがとても入られないような43℃くらいの熱い風呂に入り、そのあと、体操しています」

ここで、納得です。Jさん、Kさん、Lさんの御主人に共通するのは、「体を温める」ということなのです。

［解説］ 1℃の体温低下で、30％の免疫力が低下

医学部の大学院で、白血球の研究をやっていた頃、生活状態と白血球の機能がどうかかわっているかについて、追跡調査したことがあります。

1日24時間の中で、1時間毎に同じ人から採血して、白血球の機能（貪食力や殺菌力）を調べ、昼と夜ではどう変化するかとか、食前（空腹時）や食後での変化とはどうであるかとか、入浴の前後、運動の前後では、白血球の働きはどう変化するかなどを調べていた時、入浴後や運動後に、白血球の機能がかなり増強することがわかったのです。

入浴や運動による、体内の血液成分の変化、ホルモン分泌量の変化、タンパク質や老廃物の増減など、種々調べてみましたが、白血球の働きに何が影響を及ぼしているかを把握できず、思案にくれている時、ハッと思いついたことがあります。

入浴と、運動後に共通しているのは「体温の上昇」なのです。よって服や懐炉《かいろ》や、

体を温める食物、暖かくした部屋など、種々の体を温める手段を講じて白血球の働きを調べてみると、やっぱり、体温が上がると白血球の貪食力や殺菌力が促進されることがわかりました。

最近の研究で、1℃体温が低下すると免疫力が三十数％減弱すること、ガン細胞は35・0℃で一番増殖することなどがわかっています。

また、ガン細胞は39・3℃以上になると死滅することも明らかにされています。

昔から、マラリヤや肺炎、丹毒（皮ふの化膿性感染症）にかかったガン患者のガンが自然治癒する場合があることについては、経験的に知られていました。これで、納得です。

50年前の日本人の体温（脇の下）の平均は、36・8℃とされていましたが、今は、高くて、36・2～3℃、ほとんどの人が35℃台という低体温化現象が起きています。

電気掃除機や電気洗濯機などの家電製品の普及やマイカーをはじめ交通機関の発達で、筋肉運動が減少したこと（体温の40％以上が筋肉から産生される）、冷房が至る所に普及したこと、湯舟に入らず、シャワーだけですませる入浴習慣が若者を中心に広がったことなども低体温化の原因です。しかし、もっと大きな要因として、食生活があげられます。

高血圧の原因になるとして、強力に体を温める作用のある塩分を制限したこと（制限しても現在、高血圧患者は３５００万人も存在し、減塩指導がなされる40年前より、むしろ増加している）、血栓の予防という大義のもと、体を冷やす作用のある水分の大量摂取をすすめること、それに体を冷やす作用のある南方産の食物（バナナ、パイナップル、ミカン、レモン、メロン、トマト、キュウリ、コーヒー、カレーなど）を冬でも食べることなどが、低体温化の原因です。

１９７３年のガン死者数約13万６０００人が、30年後の２００３年には約31万人に増加しています。この間医師数は約12万人から26万人に増加、ガンに関する知見、研究、情報の量は何百倍にも膨れ上がり、治療法も長足の進歩を遂げたとされるのに、なぜ、ガンは増加したのでしょうか。

また、高脂血症の患者が３２００万人、糖尿病の患者が１６００万人、高血圧患者は先にも述べたように３５００万人も存在します。

その他アレルギーや膠原病などの免疫異常の病気も蔓延《まんえん》しています。

こうしたあらゆる病気の下地として、低体温が存在するのは間違いないでしょう。

なぜなら、1℃の体温低下で三十数%の免疫力が低下するのですから。

よって、ガンや炎症疾患、膠原病などの免疫異常の病気をはじめ、単なる「疲れ」でも発熱してくるのは、免疫を促進しようとする体の反応なのです。だから、あらゆる病気の予防や治療のために、最も大切なことは体を温めることです。それには、

①ウォーキングをはじめとするスポーツや筋肉労働を積極的に行う。

②入浴に際しては、湯舟にゆっくりつかること。好きな人は、温泉やサウナを積極的に利用する。

③食物は、88ページにある陽性食品をしっかり食べること。ただし過剰な塩分は、スポーツや入浴による発汗、野菜や果物に含まれるカリウムの力で排尿して出す。

④いつも明るく前向きに、感謝の気持ちをもって積極的に生きると体温が上昇するが、「うらんだり、ねたんだり」するマイナスの感情は体温を下げ、免疫力を低下させると心得る。

歌うことによって、内臓がマッサージされる

私が経営する伊豆の保養所に、年に数回保養に来られる92歳のおばあちゃん（Mさん）がいらっしゃいます。92歳とはいっても老醜とは無縁で、小綺麗な服装と活発な動きがとても印象的な可愛いおばあちゃんです。お会いする度に「こんなに長生きして恥ずかしい」とおっしゃいますが、背すじもシャンとして、顔のシワも少なく、とても90歳を越えた人には見えません。

健康、長寿の要因として「明るくて、前向き」という性格も影響していると思われますが、このMさんの健康の最大の要因は、カラオケ好きにあるように思えます。

一度、『十九の春』を一緒に歌ったことがあります。「90なのに十九なんて」と手を口もとにもっていって、とても照れておられましたが、90になってもなお恥じらう心をおもちなのも、長寿の秘訣なのでしょう。

昔、何回も足を運んだコーカサス地方のセンテナリアン（１００歳長寿者）達に、

「長寿の秘訣は何ですか」と尋ねると、異口同音に、

①朝から晩までよく働くこと
②100歳以上の長寿者達で作っている合唱団で、週2〜3回歌うこと
③友人を招いたり、招かれたりして、酒食を共にすること
④結婚式に呼ばれて、一晩中、踊り明かすこと
⑤狩りに出て、ウサギや鹿を捕らえること

と答えます。

①と⑤は筋肉運動の大切さを、③と④は人の絆の大切さ（精神的安寧）を表わしていますが、②に「歌うこと」が来ているのは注目に値します。

歌うことの効能は、横隔膜や大胸筋、小胸筋、僧帽筋などの筋肉が働き体熱の産生が促進されること、横隔膜が動くことにより胃腸、肝臓などの内臓がマッサージされ さらに血流がよくなること。また、吐く息が多くなるので、血液中の老廃物が、呼気を通して排泄され血液が浄化されること、などがあげられます。

さらに、歌うことは吸う息より吐く息の方の比重がかかるため、自律神経のうち、

リラックスの神経といわれる副交感神経の働きがよくなり、脳から、快感ホルモンのβ-エンドルフィンの分泌が多くなり、免疫力が上がるのです。

警視庁の調査によると、酒に酔って警察の世話になった泥酔保護者の数は1960年に約1万2700人いたが、その後増加の一途をたどり、1976年には約2・7倍の3万5000人に。

ところが、カラオケの登場（76年）、レーザーカラオケの出現（82年）、カラオケボックスの本格化（88年）とカラオケが盛んになるにつれて、どんどん減少し、1993年には約1万3000人に減少したとのこと。

カラオケによる体温上昇効果と、呼気からのアルコール排泄効果が、肝臓の解毒力の促進や免疫力を上げたと言えるでしょう。

くり返しになりますが、カラオケによる胃腸や肝臓の血流促進は、便秘をはじめ、種々の胃腸病の治癒促進につながるし、腹筋が強くなり、腰痛の改善に奏効することもあるのです。

また、日本独特の演歌を歌うと更なる効果があるとする説を唱える医学者（耳鼻科医）もいらっしゃいます。

演歌の場合、口だけでなく鼻にも抜けるように発声することが多いので、耳につながる耳管の方も振動して刺激されます。

つまり、口、鼻、耳の周辺の血行がよくなり、筋肉も刺激されて、循環障害による耳鳴りをはじめ、風邪、インフルエンザ、アレルギー性鼻炎の予防や改善につながる、というのです。

確かにカラオケを歌った次の日は気分もよいし、お通じもよく、引きかけていた風邪もよくなった、という経験をしたことがあります。

カラオケ（歌うこと）は、吐く方に力と時間がかかり、腹式呼吸をしているのと同じ効果が期待できます。健康長寿のためにおおいに歌おうではありませんか。

手のかかる患者ほど免疫力が高い

Nさん（70歳）は、いつもどこかしら具合が悪く、しょっちゅう私のクリニックへ受診にこられます。「最近、眠れない」「頭の後ろが重いので、脳卒中が起きているのではないか」「夜中に、急にドキドキする」「のどに物がつまった感じが1週間も続くので、喉頭ガンではないか」「どうも眼が疲れて仕方がない」「お腹が張って気分が悪い」「立ち上がる時にフラつく」等々、種々雑多の症状を訴えて来院されるのです。

一応の診察を終えて、「とくに問題はありませんよ」などと言うと、更に不安がつのるらしく、「先生、何か隠していませんか。本当は私、ガンなのではないでしょうか」という具合。

「何ともありません」というと心配されるらしく、当方としても閉口することがしばしばです。それでいてこの10余年、私が家庭医的な存在で、ずっと経過を見ておりますが、特に病気らしい病気は1つもされたことがないのです。血液検査をはじめ、種々の検査にも異常がありません。

最近、精神免疫学という研究分野が台頭し、「訴えが多く、手のかかる患者」や「行儀の悪い患者」ほど免疫力が強いということが、科学的に明らかにされつつあります。

たとえば、

①医師の説明や処方に納得がいかない場合は、納得のいく医師に出会うまでドクターショッピングをくり返す。

②手術を受けるよう医師にすすめられても、説明に納得しなかったり、少々の延命効果しかないなら断固手術を拒否する。

③ガン手術後の化学療法などを主治医に勧められても、「折角、手術をして下さった先生のおっしゃることだから」などという情に流されることなく、納得がいか

なかったら拒否する。

④医師が、自分の症状や投薬に関して十分な説明をしてくれなかったら、「親類に医師がいる」「兄弟がマスコミ関係の仕事をしている」など医師が思わず襟を正さねばならないようなことを言って説明してもらう。

というような行動に出る患者は、免疫力が強く、同じ病気やガンでも治りが早く、また再発、転移する確率も低くなることがわかっています。

［解説］白血球の働きが強い「わがまま患者」

ガンの種類も進行の度合いもほとんど同じなのに、ある人は、どんどんよくなり、ある人は、急激に悪化していく（もちろん、同じ治療をした場合でも）ということがよくあります。

この差には、多分に心理的要因が関与していることが、最近の「精神免疫学」で明らかにされつつあります。

米国ピッツバーグ大の心理学者サンドラ・レビィ博士の研究によると、再発した乳ガン患者（病状はほぼ同じ）75人を1年間追跡調査したところ、6人が死亡したが、この6人は、医師から見た患者としては「優等生」であった由。残りの69人の生存患者は、「医師や看護師に対する訴えや質問が多く、とても手のかかる患者ばかり」だったとのこと。心理的な訴えが多い患者ほど、NK細胞をはじめとする白血球の働きが強く、免疫力が旺盛であることが明らかにされてきています。

ガンに強い患者と弱い患者の比較

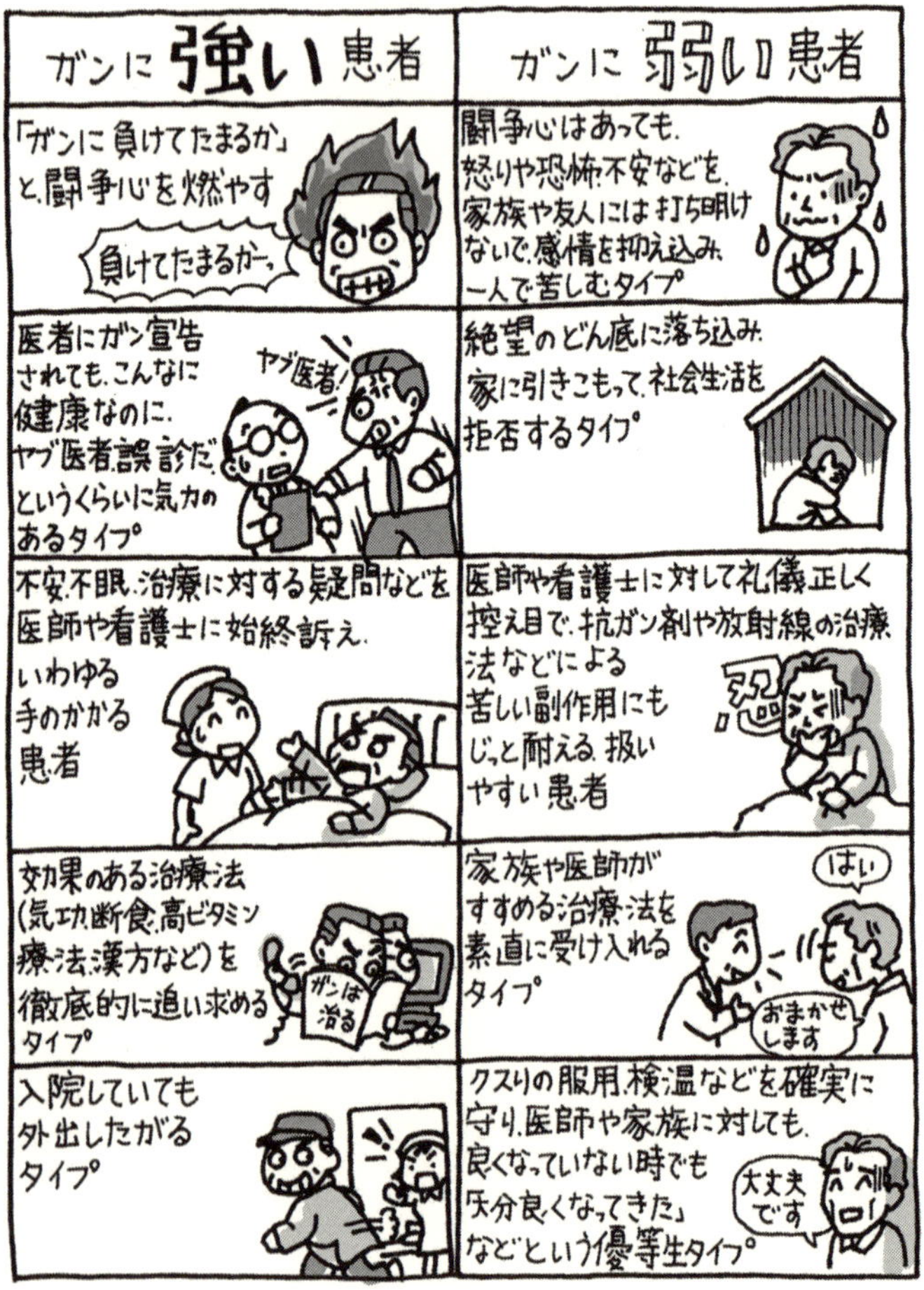

ガンに強い患者
ガンに弱い患者
「ガンに負けてたまるか」と、闘争心を燃やす
負けてたまるかー
闘争心はあっても、怒りや恐怖、不安などを、家族や友人には打ち明けないで、感情を抑え込み、一人で苦しむタイプ
医者にガン宣告されても、こんなに健康なのに、ヤブ医者、誤診だ、というくらいに気力のあるタイプ
ヤブ医者！
絶望のどん底に落ち込み、家に引きこもって、社会生活を拒否するタイプ
不安、不眠、治療に対する疑問などを医師や看護士に始終訴え、いわゆる手のかかる患者
医師や看護士に対して礼儀正しく控え目で、抗ガン剤や放射線の治療法などによる苦しい副作用にもじっと耐える、扱いやすい患者
忍
効果のある治療法（気功、断食、高ビタミン療法、漢方など）を徹底的に追い求めるタイプ
ガンは治る
家族や医師がすすめる治療法を素直に受け入れるタイプ
はい
おまかせします
入院していても外出したがるタイプ
クスリの服用、検温などを確実に守り、医師や家族に対しても、良くなっていない時でも「大分良くなってきた」などという優等生タイプ
大丈夫です

信じる者は病気にならない

ある時、カソリック教のシスターのＯさん（67歳）とお話しする機会がありました。私が医師ということもあり、話の内容は、自然と「病気」について言及することになりました。

Ｏさんは、お若い時は病弱で、何回も高熱を発する病に倒れ、生死の境をさまよったことがあるとおっしゃっていました。

その度に、神に祈りを捧げ、奇跡的に回復された由。神を信じ、神に仕え、毎日「祈り」の生活をこの50年間続けてこられた結果、今では、風邪ひとつ引かれず、お元気そのものであられる由。

確かに、目の輝きやお顔の色ツヤなど、とても67歳とは思えない若々しさを保っておられます。

横にいた愚妻が、「この道に入られて後悔はされていませんか」などと、当方としてはヒヤリとすることを申すと、「この道が私の道と信じて入りましたし、今でも、そう信じています」とにこやかに答えられ、その眼からは慈愛に満ちた光が放たれていたのを、今でも鮮明に覚えています。

［解説］祈ることによっておこる〝気〟が、免疫力を高める

「笑い」や「感謝」「敬けんな宗教心」「祈り」などのプラスの感情は、間脳の働きを活性化してＮＫ細胞の働きを促進し、免疫力を増強することが科学的にも証明されています。

昔から、病気の時に、祈とう師に祈ってもらうとか、肉親の病気が治るように神に祈ったりとか、また「ご快癒をお祈りします」という常套句も存在するように、病気の改善の一助に「祈り」は重用されてきました。

中には、実際に祈りが「効く」とは思わないのに、「祈りたい」ほど切羽詰まった心境になる人もいらっしゃるようです。つまり、「祈り」の効用には、科学的な論拠があるのではなく、「何とかしてくれ」という感情の発露による行為と思われがちです。

しかし、このほど米国の「内科学会誌」に次のような興味ある論文が掲載されたの

です。

ミズリー州カンザス・シティのミッド・アメリカ心臓研究所のウィリアム・ハリス博士は、入院中の心臓病患者99人を2群に分け、一方のグループにだけ、近隣のボランティアが「○○さんの心臓病が早く治りますように」と4週間、毎日一定時間祈ったのです。この実験は患者はもちろん、医師その他の病院関係者の誰一人にも知らされておらず、お祈りをするボランティアには、お祈りをする患者のファースト・ネームだけ教えられていました。

4週間後、患者の病状を調べたところ、「心臓停止などの重篤症状を起こしたケースは、祈られていた患者の方が10％も少なかった」とのことです。


テレパシー（Telepathy）とは、Tel＝遠い、Pathy＝思いの合成語で、遠くの人の「思い」や「気持ち」をわかったり、感じたりすることを言います。

臨終にさしかかると、医師がかけつけ、心電図や脳波などを撮る光景が病院では日常的に見られますが、このことは、人間の生命の営みの基本が電気で行われていることを表わしています。筋電図や脳波もしかり。

また、痛みや熱さ寒さなどの知覚を瞬時に察知することができるのも、神経の働きが電気で行われていることを示しています。体内の60兆個の細胞は、すべて電気によって動いていると言ってよいでしょう。

電気は、陽極（＋）と陰極（－）の存在により発生します。

今、私がこの原稿を書いている部屋で、テレビをつけると映像が見えますし、携帯電話を使えば、日本はおろか世界中の人々と通話ができます。つまり、この宇宙の空間には目に見えない電気が、無数に飛び交っていることがわかります。

1秒間で地球を7周半もするほどのスピードをもつ電気（光）なのに、1億年も前に宇宙の彼方から発せられた光（一億光年）だって、我々は見ているわけです。

霊（たましい）と零（ゼロ）の発音は同じです。零は「何もないこと」ですが、「何もない」ということは、「何かが存在する」から、「何もない」という現象が存在するわけです。つまり（＋）と（－）が存在し、±（プラスマイナス）＝0（レイ）になるわけです。

こう考えてくると、霊（たましい）も、もともとは「ない」という意味でしょうが、（＋）と（－）つまり、「電気現象」から成り立っていると考えてよいかもしれません。「気」とは「働きはあっても形のないもの」という意味ですが、「祈る」ことによっておこる気＝霊の力（電気現象）が相手の心や肉体に届き、種々の思いを伝えたり病気を治す原動力になったりすることもおおいにありえるのではないでしょうか。

マタイによる福音書には「イエス・キリストは、……御国の福音を宣べ伝え、民の中のあらゆる病気、あらゆる患いをお癒しになった」とあるし、ドイツの哲学者ニーチェは「仏陀は生理学者で、仏教は衛生学だ」と喝破しているように、こうした偉大な教祖は、その気＝霊の力で病気を治す力があったことがわかります。

人間の生命現象は究極的には、電気現象で営まれているのですから、肉体＝細胞の電気現象の乱れが、気＝霊＝電気現象によって、是正（治癒）させることができるのは、むしろ当然かもしれません。

第4章

*

人はなぜ病気になるのか?

*

病気の防御システム　免疫のしくみ

ここまで、「免疫」という言葉を多く使ってきましたが免疫とは、「疫＝病気を免れる」という意味で、生体が生まれつきもっている、病気に抵抗する能力を免疫能といいます。

病原体または病原となる物質に対抗するために、体は、次の3つの防御機構（免疫機構）をもっています。

①体表（皮ふ）は、病原菌の侵入を物理的に阻止する。また、皮ふから酸性液を分泌することにより、病原菌が感染するのを阻止する。

②胃腸、呼吸器（鼻、のど、気管）、涙のう、泌尿生殖器（尿道、膀胱、前立腺など）の粘膜から分泌される、消化液、鼻汁、痰、涙、尿などの中にはＩｇＡ（免

疫抗体）やリゾチームなどの殺菌物質が存在する。

③全身の細網内皮系（リンパ筋、脾臓、胸腺、肝臓〈クッパー細胞〉などに存在する、病原体などの異物を貪食する組織）及び血液中の白血球及び抗体（免疫グロブリン）や補体。脳の中にもマイクログリア細胞という免疫細胞が存在。

このように、だ液や胃液などの消化液、鼻汁や涙、尿などの分泌液や排泄液の中にも病原体をやっつける物質が存在しており、健康を保つ上でたいへん重要な働きをしています。

しかし、一般に使われる「免疫」は、白血球を中心とした病気の防御システムのことを指します。

免疫を担っている白血球についてお話しします。白血球は、血液１㎣中に、４０００～８０００個存在し、血液に乗って体内を移動し、常に外敵の侵入に対して体を守る、いわば「軍隊」の役目をしている細胞です。

白血球を分類すると、

好中球（40〜70％）

細菌の貪食・殺菌の他、血液中の老廃物の貪食処理をする。全身を見張るパトロール隊。

リンパ球（30〜50％）

・B細胞

抗体（免疫グロブリン）を作って、ミサイルのように病原菌その他の抗原に向かって、発射、攻撃する。

・ヘルパーT細胞

キラーT細胞の成長を助けたり、B細胞に免疫グロブリン産生を命令したりと、免疫システムの司令塔的役割をする。

・キラーT細胞

ウイルスに感染した細胞を直接破壊する。

・サプレッサーT細胞

免疫細胞が外敵を全滅させると、キラーT細胞やB細胞にそれを知らせ、戦闘を終結させる。

・NK細胞

他の免疫細胞とは無関係の一匹狼的存在。マクロファージと似た働きをすると共に、特にガン細胞を監視し、攻撃する。

マクロファージ（２～８％）

体内に侵入したホコリ、死滅した細胞、病原菌、血管内壁のコレステロールなど、何でも食べる掃除屋（スカベンジャー）細胞。肺、脾臓、肝臓などをはじめ、体内ほとんどの組織に存在する他、血液中にも存在。悪玉コレステロール（LDL）を貪食したり、TNF（腫瘍壊死因子）＝サイトカイン（白血球生理活性物質）を放出して、ガン細胞を攻撃する。

抗原（病原体など）を完全に破壊できなかった場合、ヘルパーT細胞に、緊急事態を知らせ、免疫システムの奮起を促す。

好酸球（1～5％）

アレルギー反応の原因物質であるヒスタミンを中和し、アレルギー反応を緩和して、アレルギー疾患（アトピー、喘息《ぜんそく》、ジンマ疹）の治癒を促進する。

好塩基球（0～2％）

細胞内の顆粒よりヘパリンを放出して、血栓（脳梗塞・心筋梗塞）を予防・改善させる他、血液中の脂肪の低下作用をする。

のようになります。

細菌やウイルスなどの病原体が体内に侵入してくると、好中球やマクロファージが出撃し、病原体を貪食・殺菌して処理します。しかし、自分達の手におえないほど敵

（病原体）が多かったり、その力が強い場合、マクロファージが、ヘルパーT細胞に「強力な外敵が入ってきた」旨を知らせます。

連絡を察知したヘルパーT細胞は、B細胞に抗体（免疫グロブリン）を作るように指示すると同時に、キラーT細胞を出動させて病原体を攻撃させます。

また、B細胞から作られた抗体は、ミサイルの如く、病原体を追撃してやっつけるのです。

一匹狼的存在のNK細胞は、ウイルスや細菌に乗っとられた（感染を受けた）細胞を殺傷して消滅させると同時に、マクロファージと共に病原体を攻撃します。

外部から侵入する病原体だけでなく、体内に、ガン細胞（のような異物）が発生すると、キラーT細胞やNK細胞がガン細胞を攻撃し、消滅させます。我々の体内では誰でも、毎日3000～6000個のガン細胞が発生しているとされますが、大部分の人が、ガンという腫瘍（臨床医学でいうガン）を作らないのは、このキラーT細胞やNK細胞のおかげなのです。

このように、病気と闘ってくれる免疫細胞（白血球）や、抗体（免疫グロブリン）の他にも、免疫現象に深くかかわっている物質（サイトカイン）が、最近注目されるようになりました。

サイトカインは、白血球が作り出す生理活性物質で、インターロイキン（19種類存在）やC型肝炎や腎臓ガンの治療に使われるインターフェロン（α、β、γの3種）やTNF（腫瘍壊死因子）が有名です。

インターロイキンは19種類発見されています。名称はInter《インター》（間をとりもつ）Leu《ロイ》（白血球）Kin《キン》（活性物質）の意味からきています。インターロイキン－1はマクロファージから分泌されるサイトカインで、リンパ球を刺激・活性化させる働きがあります。

インターロイキン－2は、リンパ球から分泌されT細胞を増殖させるサイトカインです。

インターフェロンは、動物体内に2種類のウイルスが相前後して侵入してきた時、前に感染したウイルスは、後から侵入してきたウイルスの増殖を抑える物質（インターフェロン）を産生して、干渉（interfere）するという意味からつけられた名称です。

ＴＮＦは、マクロファージから作り出されるサイトカインでTumor Necrosis Factor（腫瘍壊死因子）の意味で、ガンの増殖を阻止するだけでなく、発熱、睡眠、食欲、痛みの発現、創傷治癒、抗菌作用、造血作用など、生命の営みそのものに深くかかわっていることが明らかにされています。

その他、好酸球は、アレルギー疾患の治癒促進に深くかかわっているし、好塩基球にいたっては、日本人の死因の2位と3位を占める心筋梗塞や脳梗塞などの血栓症の予防や治癒にかかわっていることがわかります。

よって、「免疫力を高める」ということは、この白血球の働きを高めるということに他ならないわけです。

出血と健康

建設会社に勤める私の友人のPさん（50歳）は赤ら顔で、一見して漢方で言うところの瘀血《おけつ》（血行が悪い、血液の汚れ）状態が見てとれる男性です。日頃から、鼻血や痔出血はここ10年くらい断続的に続いているのですが、つい先日、洗面器一杯もあろうかという量の下血が朝の排便時に起こり、貧血のために失神しそうになり、某救急病院に運ばれたのです。下血があれば大腸ガンが疑われるのは当然で、担当の医師も内視鏡で入念に調べたのですが、出血するような腫瘍や潰瘍性病変が見つからないというのです。それなら、止血の役をする血小板の異常や、白血病や再生不良性貧血があるのではないかと、骨髄穿刺をはじめ、種々の血液学的検査が施行されましたが、すべて異常なし。

2週間、検査漬けにあい、結局は、全く何の異常もみつからず、退院。主治医は、狐につままれたような顔をして、「おかしい」を連発するだけだったとのこと。

Ｐさん自身は、「出血して、しばらくは貧血の症状があったものの、その後は、以前よりスッキリして体も軽く、健康になった」と、苦笑いをされていました。

私のクリニックの事務長（67歳）は、１８０cm、95kgの巨漢です。大相撲の部屋がたくさんある下町にクリニックが存在するので、通りを歩いていると、おそらく元力士で現在は「親方」に見られるだろうということで、私は、「親方、親方」と日頃彼を呼んでいます。小柄な私と一緒に近くの通りを歩くと、相撲部屋の親方と、部屋付きの行司か呼出しと、周りの人は思うに違いありません。

この「親方」は、もと製薬会社の常務をやっていた人で、若い時は「薬の説明をして、開業医に薬を置いてもらう仕事（ＭＲ）」をやっており、医師達の接待のために、年間１億円くらいの接待費を使って高級料亭やクラブで豪遊していたとのこと。

この体ですから、酒食を共にするとまさに「鯨飲馬食」です。アルコールは浴びるほど飲み、食物は馬ほど食べます。その上、ヘビー・スモーカーで、ゴルフをはじめ、運動やスポーツなどは全くやらず、我々からみると、「倒れないのがおかしい」のです。先日も、「親方、スポーツマンで、健康にも注意されておられたといわれるあの長嶋氏が脳卒中をおこされたのに、親方が元気でいるのも不思議ですね」と言うと、ニヤニヤ笑っています。血液検査でも、全く異常がないのです。

この親方、2年くらい前に、突然に全く痛みを伴わない血尿がドバッと出たので、それを検尿コップに入れて、当クリニックの女性スタッフに「真赤な血尿が出たぞ」と言って見せ、ひんしゅくを買っていたものです。

痛みがないのに肉眼でみえるほどの血尿は、ほとんどが腎臓ガンか膀胱ガンです。すぐに、友人の泌尿器科の医師に連絡をとり、「うちの事務長が今朝、排尿の時、無痛性の血尿が大量に出ました。悪性腫瘍が考えられますので、よろしく検査をお願いします」と言って、親方を送り出しました。「ゴジラ」のような容貌・風体の大柄な親方は、日頃は豪快そのものに振るまっているのですが、大柄な人というのはえてして気が優しいというか、気の小さい人が多いという一般論の、けっして例外ではない親方に、もし「ガン」などと言うと途端に元気がなくなるのはわかっていたので、この時ばかりは、何も心配なことは言わずに、「検査を受けるように」とのみ言って、出かけてもらいました。

「ほぼ100％腎臓ガンか膀胱ガンだ」という当方の予想に反し、検査してくれた泌尿器科の医師も、同様に「おかしい、おかしい」を連発しながら、「腫瘍や出血に結びつく病変がどこにも見当たりません」という連絡をしてきたのです。

Pさんの「下血」も、親方の「血尿」も、東洋医学で言うと、十分に説明がつくのです。

「万病一元、血液の汚れから生ず」の「血液の汚れ」を解決する方法として、出血があるからです。鼻血、皮下出血、歯茎からの出血、痔出血、潰瘍の出血などは東洋医学的にはすべて血液の汚れの浄化のための反応ですし、時に致命的になることもありますが、脳出血も、血の汚れの浄化反応と考えてよいのです。

「Pさん」の「血便」も、一見不健康そうに見える親方の「血尿」も、血液浄化反応だったのでしょう。

Pさんが、大量の血便を出したあと、「スッキリとし、むしろ健康になった」と感じられたのも、この考えからすると納得できるでしょう。

［解説］出血は、血液の汚れの浄化反応

我々が口から入れた飲食物は、胃や小腸で蠕動《ぜんどう》運動による物理的消化や、種々の消化液による化学的消化を受けて、小腸の絨毛より吸収されて肝臓へ達し、物質の分解や再合成、解毒などの作業を経て血液へ送り出され、全身60兆個の細胞の栄養素となります。

また、肺から吸収された酸素や、内分泌（ホルモン）臓器で作られた種々のホルモン、骨髄で造られた赤血球、白血球、血小板などの血球なども流血中に放出され、胃腸から吸収された栄養素と共に、全身60兆個の細胞に運ばれ、種々の生理作用を営んでいます。

脳の血管や心臓の筋肉に栄養を送る血管（冠動脈）に血栓が生じ、その部分より先への血液の供給が遮断されると、栄養や酸素の供給がストップするために、脳の一部や心筋の一部が壊死を起こし、脳としての、心臓としての機能に障害や破綻を起こす

病気が脳梗塞や心筋梗塞です。この2つの病態から鑑みて、血液が供給されないと細胞や組織はたちまち死滅してしまうことがわかります。ということは、我々の体を構成する60兆個の細胞の生殺与奪の権利は、すべて血液が握っているわけです。

こうした血液の成分がわかっていなかった2000年も前から、漢方では、「万病一元、血液の汚れから生ず」という概念が存在していました。

「血液の汚れ」というのは、血液中の老廃物が多くなることはもちろん、血液中にコレステロールや脂肪や糖分が多すぎるとか、赤血球が多すぎ（多血症）たり少なすぎ（貧血）たり、血小板が多すぎ（血栓を起こしやすい）たり、少なすぎ（出血を起こしやすい）たりという血液成分のアンバランスのことも指していると思われます。

こうした「汚れた血液」が、35秒（血液の人体を一周する速度）に1回、60兆個の細胞に接すると、細胞に異変（病気）を起こすのは当然でしょう。これを、「万病一元、血液の汚れから生ず」と言ったのでしょう。

ただ、血液が汚れた場合、人体内では重篤な病気を防ぐために血液を浄化しようとする種々のメカニズムが働きます。

①発疹

昔から、梅毒、ハシカ、天然痘、発疹チフスなど、発疹を伴う病気は、「発疹がひどいほど、病気は軽くてすむ」ことが経験的にわかっていました。

というのは、発疹は、血液の汚れを皮ふを通して外に排泄しようとする反応だからです。しかし、西洋医学では、発疹を「皮ふの病気」と捉えるので、発疹をステロイド剤や抗ヒスタミン剤で抑えることに躍起です。

よって、こうした薬で一時治ったかのように見える皮ふ病も、またぶり返すことが多いわけです。なぜなら、体内の老廃物の大便や小便が外に出てくるのを無理して止めるようなものだからです。

その点、漢方では、十味散毒湯や荊芥連翹湯《けいがいれんぎょうとう》などの発散剤で、体内から老廃物を排泄させることによって治すような治療薬を使います。風邪薬で有名な葛根湯は、体を温め発汗を促して、血液中の老廃物を体表に捨てる薬ですが、葛根湯で、蕁麻疹や湿疹、アトピーなどの発疹が劇的によくなることがあるのは十分に首肯できることなのです。

②炎症

血液中の老廃物を発疹で出す体力のない人や老人の場合、また発疹で出しきれないほどの老廃物がたまっている場合、体内で燃やしてしまおうとするメカニズムが働きます。

ふつう、血液中の老廃物は、マクロファージや好中球などの白血球が貪食して処理・清掃していますが、こうした白血球の手に負えないほどの老廃物が血液内にたまってきた場合、体内に、バイ菌（細菌、真菌、ウイルスなど）が侵入してきます。

ふつうバイ菌は、肺炎、気管支炎、胆のう炎、髄膜炎などの炎症を起こす悪物として西洋医学ではとらえられ、バイ菌を殺す抗生剤が、こうした炎症疾患には用いられます。

しかし、よく考えてみると、バイ菌は、糞だめ、ゴミため、ドブ川、死体の中など汚いところにしか存在せず、小川のせせらぎや、コバルト・ブルーの海の中にはほとんどいません。なぜなら、バイ菌は、地球上の不要の物、余った物、死んだ物を分解して処理し、大地に戻す使命をもって地球上に存在しているのですから。

よって、バイ菌によって肺炎、気管支炎、肝炎、胆のう炎などの炎症疾患にかかる、ということは、自分自身の血液が汚れていることを表わしているわけです。

それ故、2000年も前から漢方には、葛の根、麻黄、生姜、桂枝、芍薬、大棗《たいそう》など体を温め発汗して、血液の汚れを浄化する生薬からなる葛根湯を、風邪や炎症疾患に用いてきたのです。

民間療法でも、卵酒（日本酒の熱燗に卵黄を入れる）、レモンウイスキー（お湯割りのウイスキーにレモンをしぼって入れる）、赤ワインの熱燗など洋の東西を問わず体を温め、発汗させる方法が用いられてきたわけです。

しかし西洋医学では、炎症に対して、抗生剤でバイ菌を殺し、解熱剤で折角老廃物を燃焼している原動力の熱を止めているのですから、ある面逆療法と言ってもよいでしょう。もちろん、中等度以上の感染症では、抗生剤を使わざるを得ない場合もあることはあるのですが。

③動脈硬化、血栓、出血

折角起きた炎症を、薬剤で抑えたり、〝炎症〟を起こす体力のない人や老人の血液中には老廃物が残ったままになります。その老廃物が35秒に1回、60兆個の細胞に接すると、細胞や組織に種々の障害が起きてきます。

よって次に人体の生理は、血液の汚れを、つなぎ合わせると10万kmにもなるとされる血管の内側にためて、血液の中だけはサラサラに保つようにしようとする反応を行います。それが、「動脈硬化」と言ってもよいでしょう。その結果、血液がサラサラになっても、血液の通り道である血管が細くなっているので、心臓は力を入れて、血液を送り出そうとします。これが高血圧です。血圧とは、全身の細胞に栄養や酸素を供給するための力なのですから。

この高血圧に対して西洋医学では、心臓の力を弱めるβ・ブロッカー製剤や、血管拡張剤を処方します。一時的に、脳卒中や心筋梗塞を防いでくれるかもしれませんが、同様の生活習慣（食生活の誤りや運動不足）を続けると、また、血液は汚れてきます。

この汚れを血管の内側にためるという作業には限界があります。あまりに血管が細くなると血行が悪くなるのですから。その結果、血液の汚れを一ヶ所に固めて、残りの血液をサラサラに保とうとするメカニズムが働きます。それが血栓です。血栓が起こる理由として、西洋医学では、血小板の粘稠度が増して、コレステロールや中性脂肪をくっつけて血栓を作り、そこをフィブリン（というタンパク質）が網のようにとり巻いてその血栓を固めると説明されます。しかし、何故そのようなことが体内で起こるかという理由は説明されていません。人間の体は、死ぬまで、「病気を治そう、長生きしよう」という自然治癒力が働いているのですから、体にとって悪いことをするはずはないのです。つまり、西洋医学には哲学が欠如していると言ってよいでしょう。

ただし、この血栓が、脳や冠動脈につまると、致命的になることもありますが、人間の生理は、はじめから命を奪うつもりはないのです。血液が汚れた場合、血栓で血液の汚れを一ヶ所に固める場合と、血液の汚れを出血で体外に出す場合の2つがあるようです。

出血は、つまり鼻出血、歯茎の出血、痔出血、潰瘍からの出血です。

洋の東西を問わず、昔から、種々の病気に対して瀉血療法が用いられてきました。

これは、「人為的な出血療法」と言うべきものです。

一昨年、西ドイツはミュンヘンの市民病院に見学に訪れた時、内科、外科、皮ふ科などの診療科と並んで、「自然療法科」という科が立派に存在していました。

自然療法科には薬草などの内服療法の他に、アルミホイルのようなもので人体を包んで外から熱を加えて行う温熱療法などでガンやリウマチを治してもいました。また、ヒルに血を吸わせる療法も、ガンや肝炎などの慢性の炎症疾患に用いられていました。

このヒル療法も、瀉血療法の1つと考えてよいでしょう。

人間の女性は、一生のうちで約35年間、トータルで約2800日間、生理による出血があります。現在、男78歳、女85歳の平均寿命の差7年は、2800日÷365日≒7年と一致します。つまり女性は、生理によって自然の瀉血療法を行っているから、男性より長生きだとする説もあるくらいなのです。

さて西洋医学では、「血栓症」に対しては「出血を促すような」療法を、逆に、「出血」には「血栓を作るような」療法を行います。

しかし、漢方では、「出血」に対しても「血栓」に対しても、桃核承気湯、桂枝《けいし》茯《ぶく》苓丸《りょうとう》、当帰芍薬散《とうきしゃくやくさん》、四物湯《しもつとう》、黄連解毒湯《おうれんげどくとう》など同じ薬、つまり駆瘀血剤（瘀血＝血の汚れ、を改善する薬）を用います。「出血」の原因も「血栓」の原因も、瘀血と考えているからです。

④ガン

漢方的に、また、自然医学的に見ると、「ガン」でさえ、血液の汚れに対処するために作られた装置と考えられます。

日本の自然医学界の最高権威、森下敬一医博は、40年も前からご専門の血液生理学の立場から「ガンは血液の汚れを浄化するための装置」であると喝破されています。

生きている以上、人間の体内では、「健康になろう、長生きしよう」というメカニズム＝自然治癒力が働いていることを考えれば、ガンを悪物と考えるより、「血液の汚れを浄化する延命装置」と考えた方が、より自然でしょう。

よって、西洋医学者からも「患者よガンと闘うな」とか「ガンは切れば早死にする」とか、「薬をやめれば病気は治る」などと主張する学者が現われ始めたのは、むしろ当然といえるかもしれません。西洋医学でも昔から、ガンからはガン毒素（cancer toxin）が出ていることは明らかにされていますが、これは「ガン腫が、血液の汚れを浄化する装置」とする自然医学的な立場を支持する事実です。

胃ガン＝吐血、肺ガン＝喀血、子宮ガン＝不正出血、腎臓ガン＝血尿、大腸ガン＝下血の如く、ガンには「出血」がつきものであるのも、ガンが「血液の浄化装置」であることを証明する１つの証拠でしょう。

こうした、自然医学的な病気の成り立ちから鑑みると、Pさんや親方が、ひどい発疹と皮ふ炎（炎症）、出血の後、むしろ体調がよくなられたのも、十分にご理解いただけるはずです。

知人のQさん（70歳）は、高等学校の社会の先生をしておられましたが、60歳で定年退職をして、ホッとしたのも束の間、全く痛みを伴わない血尿が出て、病院を訪れたところ腎臓ガンと診断され、一方の腎臓の全摘術を受けられました。術後、主治医から、背骨に転移しているかもしれない陰影がレントゲンに写っているから、抗ガン剤による治療法をすすめられました。しかし、Qさんは、「何かあっても、自分で責任をとります」と主治医に一筆を入れ、抗ガン剤を拒否され、退院されたのです。

大学時代に、美術の教員免許もとったほど、彫刻と絵画が好きだったQさんは、退職後にこうした趣味三昧の生活をしたいという夢をもっておられたので、退院後は、絵を描いたり、気が向いたら彫刻に没頭したりという悠々自適の生活を始めることになりました。

すると、学校に勤務していた時代よりずっと体調もよくなり、定期的に通う大学病院でのチェックでも異常は指摘されず、心配されたガンの骨転移の陰影も徐々にうすくなっていき、10年後の今日、気力体力ともに横溢し作品作りに励んでおられます。

私も時々お会いしますが、学校の先生をされていた頃よりずっと血色もよく、声の張りや身のこなしにも若さを感じられるくらいです。

Qさんにとっては、絵画と彫刻に打ち込まれることが、免疫力を上げ、ガンの再発や転移の予防、健康増進につながったものと思われます。

手を動かせば動かすほど、脳は発達する

画家、彫刻家、音楽家、作家などの芸術家は、健康で長生きする人が多いようです。横山大観先生は90歳、東京芸大の教授だった北村西望翁は１０３歳、彫刻家の平櫛田中さんは１０７歳。大観先生は、無類の酒豪で１日１～２升（約１・８～３・６ℓ）の日本酒を飲まれていた由。中には１日にタバコ１００本を吸い、ご飯の代わりにお酒を飲むような生活でも、健康長寿を保った芸術家もいらっしゃるようです。

芸術家の「健康」の要因は、「情熱」と「手先を動かすこと」にあると思われます。いつも夢と情熱をもって何か事にあたっている人は、体温が高く、免疫力も旺盛です。また、絵を描く、彫刻をする、楽器をひく、文章を書く、細工をするなど、日常手を使う人は、脳がいつまでも若々しく長生きする傾向にあります。

人間と動物とが徹底的に違う点は、手で道具が使えるかどうかというところです。人類の祖先は、手で道具を使うことを始め、よりよい道具を考えて作り出すということ

とをくり返しているうちに脳を発達させてきました。なぜなら、手は動かせば動かすほど頭脳が発達するからです。

脳の中では、手を使う領域と言葉を使う領域が、大きな場所を占めており、手を使うと脳の血流量が格段に増加することがわかっています。脳の血流が増すと、脳動脈硬化を防いで、ボケや脳出血、脳梗塞を予防することができるし、脳下垂体から分泌される種々のホルモンの分泌を促し、自律神経の働きを健全に保ち、免疫力を高めてくれます。「脳と手は、直結している、連動している」と言っても過言ではなく、手が「第2の脳」「脳の出店」「外部の脳」と言われる所以なのです。

また、脳の中の「前頭前野」は、意思の決定をしたり、行動や感情をコントロールしたり、記憶にたずさわったりと、人間らしさを保つために必要な脳の中の司令塔とされています。この前頭前野の働きが低下すると、ボケが進む、とされています。

前頭前野は、「読み」「書き」「計算」により働きが活発化し、ボケが予防できることがわかってきました。よって毎日、「新聞を読み」「日記を書き」「出納帳で計算する」ことを日課とすることがボケ予防に極めて大切なことがわかります。

日本舞踊と長寿

Rさんは明治43年生まれで今年94歳ですが、前述のMさんのように、老醜とは全く無縁の、色白で丸顔の可愛らしい顔をされています。

年に2、3回、当方のクリニックに来られては、血液検査だけして帰られます。「こんなに長生きして、恥ずかしいです。もうそろそろ、お呼びが来るでしょう」などとおっしゃりながら、血液検査については、「何でも調べられるだけ調べて下さい。腫瘍マーカーも全部お願いします」と念を押されるのです。

結果は、いつもパーフェクト。貧血なし、高脂血症なし、肝機能や腎機能は全く正常。糖尿病もなし、胃腸やすい臓、婦人科臓器の腫瘍マーカーも正常なのです。

Rさんに、「こんなにお元気で長生きの秘訣は何ですか」とお尋ねすると、「別にありません。子供の頃から、日本舞踊をやってきたくらいかしら」とのお答え。

日本舞踊を85年間も続けてこられたのが、確かに健康長寿の要因と思われます。

［解説］腹筋と握力が生命力を与える

日本舞踊は、ふくらはぎの筋肉、臀筋、背筋を存分に使って踊ります。

こうした下腿筋、臀筋、固有背筋、それにアゴの筋肉などは、抗重力筋といわれ、重力を支えており、この抗重力筋が刺激されると脳細胞に覚醒信号が伝わり、脳神経の働きが賦活されることがわかっています。

また、下肢を動かし、下肢の筋肉が収縮や弛緩をするとその中を走っている血管も収縮や拡張をくり返して、血行がよくなり、心臓へ帰る静脈血の還流を促し、心臓の働きを助けることにもなります。下肢（足）が第2の心臓といわれる所以でしょう。

また、日本舞踊は、手と指を微妙に動かしながら心の内面を表現しようともします。

先にも述べたように、「手は第2の脳」と言われるほど、手の動きが脳の血流をよくして、脳の働きを活性化させ、ボケや脳卒中を防ぐ働きもします。

このように、手と足（下肢）を微妙に動かしながら日本舞踊を踊ると腹筋も十分に刺激されます。このことも、健康・長寿に役立つ要因なのです。

カナダのヨーク大学の研究者が13年間にわたり、20歳から69歳までの８０００人の、

①腹筋運動

②腕立て伏せ

③握力

④腰やふくらはぎの筋肉

⑤体脂肪率

などを定期的に測定したところ、13年間で死亡した人が２３８人で、

(1)　腹筋運動で、成績下位者の死亡率が高い

(2)　握力で、下から４分の１以下にあった人の死亡率のリスクは49％と高率

ということがわかりました。

腹筋の力と握力とは、かなり生命力に影響を与えることがわかります。

日本舞踊が手（握力）を使い、腹筋にも十分に刺激を与えるような動きをすることも、日本舞踊をする人に、健康長寿の人が多い理由でしょう。

病いは気から

私のクリニックへよくおいでになるRさんは明治44年生まれなので、今年93歳です。毎日、昼の健康番組『おもいッきりテレビ』を見て、大学ノートに記録し、自分によいと思える健康情報があれば、必ず実行し、長く続けられるのです。15年間メモし続けた『おもいッきりテレビ』の内容は、大学ノート150冊分になっているとか。

取り敢えず毎日実行されているのが、人参とリンゴで作った生ジュースの愛飲、生姜紅茶、らっきょう、起床時の足挙げ体操などです。

ある時、当方のクリニックの待合室で、昭和3年生まれのSさん（76歳）がRさんに、「あなたは、私と同じくらいの年の生まれのように見えますが、昭和の何年生まれですか」と尋ねると、Rさんは、「年なんか、私は全然気にしていません。私は毎日が青春です」と言って、一蹴されました。

Rさんは、ほとんどシワもない、丸顔で可愛い顔をされており、本当にハツラツとされています。「私は、暦の年齢などどうでもよく、女の人同士の噂話にも興味はありません。とにかく、健康によいと思ったことは継続して続けることが一番大切です。私は、毎日が青春です」とおっしゃいます。

毎年、バレンタイン・デーには、私にチョコレートをもって来られ、「私は、先生を愛していますから、このチョコレートをおあげします」と、おっしゃって渡されます。当クリニックの女性スタッフが、ほほ笑みながらその光景を見ている、というのが常です。

老化研究の権威A・カムフォートは、「老化の75％までは自己願望の表われである」と喝破しています。また、リヒテンブルグも「人間は段々年をとっていくものだ、と始終考えていることほど、人間を迅速に老いさせるものはない」と言っています。

つまり、自分で年をとったと思うと、実際に老けていくし、いつまでも若いと思えば若くしていられる、ということをこの2人の学者は言っているわけです。つまり、「もう60歳だ」と思うより「まだ60歳だ」と思う方が、いかに心身の健康によいか、ということです。

アナトール・フランスは「人生の最終章に青春をおけたら、どんなに人生が楽しいだろうか」と述べていますが、Rさんの如く、いつも青春と思っていれば、いつも人生は楽しいと言うことになります。

米国の詩人、サミュエル・ウルマンが80歳の誕生日に作った詩も、若さを保つには、いかに気もちが大切かを強調しています。

若さとは、人生の一時を言うのではない、
　それは心の状態をいうのだ。
たくましい意志、優れた想像力、燃ゆる情熱、
　怯懦《きょうだ》を乗り越える勇猛心、
安逸を振り切って、冒険に立ち向う意欲、
　こういう心の状態をいうのだ。
人は信念と共に若く、疑惑と共に老ゆる。
人は自信と共に若く、恐怖と共に老ゆる。

希望ある限り若く、失望と共に老い朽る。

悲しみ、うらみ、つらみ、怒り、失望などの負の感情は、免疫システムの中枢である間脳の働きを抑制し、その結果、NK細胞の活性が抑制されて、ガンをはじめ特定の病気に対する免疫力が低下します。

逆に、おかしい、うれしい、楽しい、感謝、希望などのプラスの感情は、間脳の働きを活性化してNK細胞の力を増し、病気に対する抵抗力を増すのです。

<著者紹介>
石原結實　医学博士。1948年長崎市生まれ。長崎大学医学部(血液内科を専攻)卒業。同大学院博士課程修了。スイスの病院で、最前線の自然療法を研究。現在、イシハラクリニック院長。また、伊豆に健康増進を目的とする保養所を開設。著書に、『朝食を抜くと病気にならない』、『体を温めると病気は必ず治る』、『プチ断食ダイエット』など多数。

なぜか免疫力が高い人の
生活習慣
2004年9月15日　第1刷発行
2020年3月15日　第4刷発行

著　者　石原結實
発行者　見城 徹

発行所　株式会社 幻冬舎
〒151-0051 東京都渋谷区千駄ヶ谷4-9-7

電話:03(5411)6211(編集)
03(5411)6222(営業)
振替:00120-8-767643
印刷・製本所:中央精版印刷株式会社

検印廃止

ISBN 4-344-00673-9 C0077
幻冬舎ホームページアドレス https://www.gentosha.co.jp/

この本に関するご意見・ご感想をメールでお寄せいただく場合は、
comment@gentosha.co.jpまで。